坐骨《ざこつ》

腰・お尻・太もも・すね・足裏がジンジン痛む

神経痛

腰と神経の名医が教える

最高の治し方大全

文響社

はじめに

「腰からお尻《しり》にかけての鈍痛が消えない」「すねやふくらはぎがしびれて歩けなくなる」「お尻や太ももに激痛が走る」「座っていても寝ていてもズキズキ痛い」「足裏に何かが貼《は》りついたような違和感が消えない」「しびれのせいでよく眠れない」「治療を長年続けても治らない」

これらはすべて「坐骨《ざこつ》神経痛」の典型的な症状です。

坐骨神経痛が治りにくいのは、坐骨神経が腰椎《ようつい》（背骨の腰の部分）から始まり、お尻、太ももを通ってふくらはぎやすね、足の甲、足裏、足指にまで至る人体最大の末梢《まっしょう》神経だからでしょう。長さが1メートル《メートル》もあるため、随所で障害を受けやすいのです。

そのうえ、「障害されている原因部位」と実際に「症状を感じている疼痛《とうつう》部位」とが異なることも多く、本当の原因を突き止めるのが容易でないこと、さらに、手術などで障害部位を治療したとしても、神経の修復に一定の期間を要することも、治療を難しくしている理由でしょう。

このように、坐骨神経痛は診断や治療が非常に難しいのですが、仮に腰椎に原因がある場合でも、腰を丸めると症状が強まる「前屈障害型」や、腰を後ろに反らすと症状が強まる「後屈障害型」などの「タイプ」があることはあまり知られていません。

また、タイプに応じて、日ごろの姿勢（立ち方・座り方など）や生活動作（歩き方・体の動かし方）に注意したり、ストレッチや体幹強化の簡単な運動を行ったりすると症状の改善につながることも、同様にあまり知られていません。坐骨神経痛があると、周囲から「お大事に」と声をかけられると思いますが、多くの場合、坐骨神経痛に安静は逆効果であることを、どのくらいの人がご存じでしょうか。

本書では、整形外科や脳神経外科の日本屈指の専門医が、坐骨神経痛に悩んでいる人ならぜひとも聞きたい質問にズバリ答え、患者さんが最低限知っておきたい情報を端的に教えてくれます。坐骨神経痛の原因やタイプの見極め方から、最新の治療や薬の情報、効果的な運動療法のやり方、最新の手術のことまで、わかりやすく丁寧に解説されています。

坐骨神経痛の情報はまさに「玉石混交」の状態です。ぜひ本書で正しい知識を身につけ、正しいアプローチで坐骨神経痛の克服をめざす一助にしてもらえたら、この上ない喜びです。

慶應義塾大学医学部整形外科准教授　渡辺航太

解説者紹介 ※掲載順

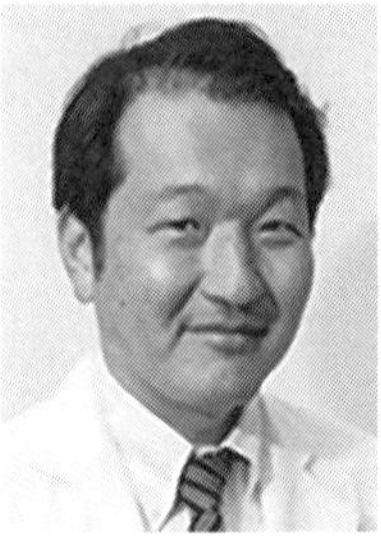

慶應義塾大学医学部整形外科准教授

渡《わた》辺《なべ》航《こお》太《た》先生

慶應義塾大学医学部を卒業後、同大学整形外科に入局。米国ワシントン大学整形外科に留学後、慶應義塾大学医学部講師を経て現職。日本整形外科学会専門医・脊椎脊髄病外科指導医、日本脊椎インストゥルメンテーション学会評議員、日本側弯症学会理事、日本脊椎脊髄病学会評議員を務める。専門は脊椎、脊柱変形、腰椎内視鏡下手術、側弯症。

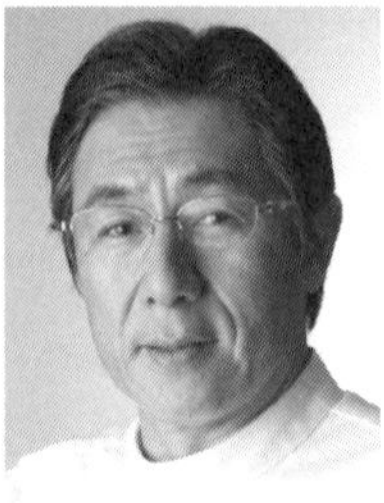

日本赤十字社医療センター
脊椎整形外科顧問

久《く》野《の》木《ぎ》順《じゅん》一《いち》先生

東京大学医学部附属病院、三井記念病院などを経て、日本赤十字社医療センターリハビリテーション科部長、脊椎整形外科部長、脊椎センター長、医療技術部長、副院長を務めたのち現職。日本脊椎脊髄病学会評議員、日本腰痛学会評議員、日本スポーツ協会公認スポーツドクター、国際腰椎学会（ISSLS）メンバーを務める。専門は脊椎外科。

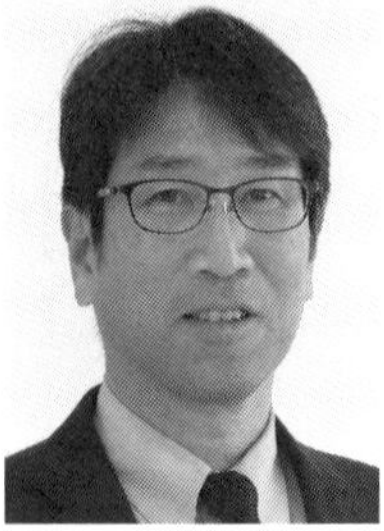

早稲田大学スポーツ科学学術院教授
整形外科専門医

金《かね》岡《おか》恒《こう》治《じ》先生

筑波大学臨床医学系整形外科講師を経て 2007 年から現職。日本整形外科学会専門医・脊椎脊髄病医、日本水泳連盟理事・医事委員長、JOC 強化スタッフ・医事サポート部門員、元オリンピック日本代表帯同ドクター。体幹深部筋研究に基づく運動療法を用いた腰痛予防研究・腰痛治療の第一人者。

解説者紹介

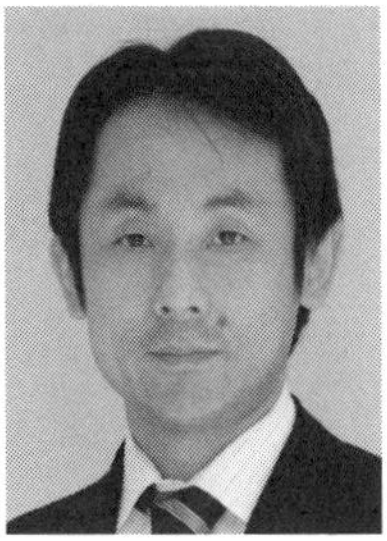

日本医科大学千葉北総病院脳神経センター准教授
日本脊髄外科学会理事

金《きん》　景《きよん》成《そん》先生

日本医科大学医学部卒業、同大学大学院卒業。同大学多摩永山病院脳神経外科助教、虎の門病院、日本医科大学千葉北総病院脳神経外科助教、釧路労災病院脳神経外科副部長、日本医科大学千葉北総病院脳神経外科講師などを経て、スイス・バーゼル大学脊椎手術外科留学、2017 年から現職。専門は脊椎脊髄疾患、末梢神経疾患。

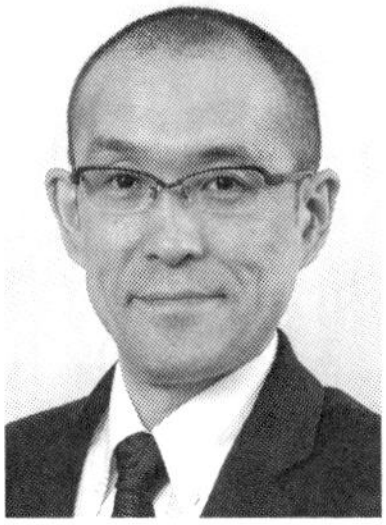

日本医科大学付属病院脳神経外科講師

森《もり》本《もと》大《だい》二《じ》郎《ろう》先生

日本医科大学医学部大学院卒業後、釧路労災病院脳神経外科部長を経て 2017 年から現職。日本脳神経外科学会専門医。日本脊髄外科学会認定医・指導医・代議員。日本脊髄障害医学会評議員。脊椎脊髄外科専門医。専門分野は脊椎脊髄疾患・末梢神経疾患の外科。脳・脊髄・末梢神経を系統立てて診察し最適な治療を行うことがモットー。

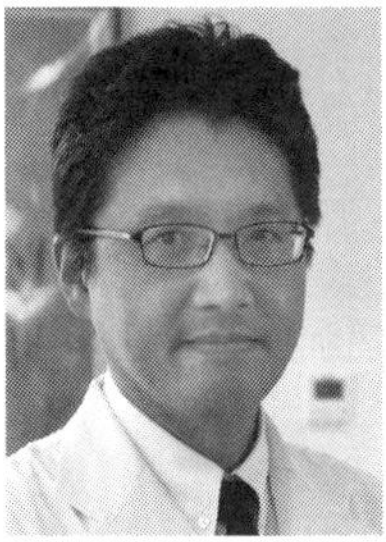

徳島大学医学部整形外科教授

西《さい》良《りよう》浩《こう》一《いち》先生

米国留学後、帝京大学准教授を経て 2013 年から現職。日本脊椎脊髄病学会理事、日本整形外科スポーツ医学会副理事長、日本低侵襲脊椎外科学会代表幹事。国際脊椎内視鏡外科学会（ISESS）メンバー。国際低侵襲脊椎外科学会（ISMISS）アジア代表幹事。局所麻酔下で行う最小侵襲脊椎内視鏡手術の数々の新術式の開発者として知られる。

目次

第3章 坐骨神経痛の症状についての疑問9……53

第4章 坐骨神経痛の診察・検査についての疑問8……63

第5章 坐骨神経痛のタイプについての疑問10

第8章 坐骨神経痛のセルフケアについての疑問19

第9章 坐骨神経痛の非標準治療についての疑問5

第1章

坐骨神経痛についての疑問9

Q1 坐骨神経痛とは、どの部位のどんな痛みを指しますか？

坐骨《ざこつ》神経は、腰椎《ようつい》（背骨の腰の部分）と仙骨（骨盤の中央にある骨）から出て左右の足へと伸びる神経で、**人体の中で最も太く長い末梢《まっしょう》神経**（脳と脊髄《せきずい》などの中枢《ちゅうすう》神経から分かれた神経）です。それだけにその支配領域（神経の影響が及ぶ範囲）は、お尻《しり》か**ら太もも、ふくらはぎ、すね、足の甲、足裏、足の指まで広範囲に及びます。**

以上の坐骨神経の支配領域に痛みやしびれが現れる症状のことを、**「坐骨神経痛」**といいます。

坐骨神経痛がやっかいなのは、お尻や下肢《かし》に症状が現れていても、その原因は別のところにある場合が多いことです。坐骨神経痛は、神経障害性疼痛《とうつう》（神経がなんらかの障害を受けて起こる痛みなど）の一種ですが、痛みを感じている場所で坐骨神経が直接障害を受けていることが原因とはかぎりません。例えば、ふくらはぎに痛みやしびれがあっても、原因は坐骨神経にはなく、腰椎の神経根（脊髄から左右に枝分かれした神経が背骨を出る部分の根もと）や馬尾《ばび》（脊髄の下端の神経の束）が刺激されていることが原因となり、その信号が坐骨神経を通じて伝わって、ふくらはぎで症状を感じる、といったことがしばしば起こります。

　坐骨神経は下半身の広範囲を支配しているため、坐骨神経痛も、左図に示したように、広い範囲で現れます。お尻や太もも、すね、ふくらはぎ、足裏などに、**鋭い痛み**やジンジンとした**しびれ**が起こったり、ふくらはぎが張ったり締めつけを感じたりと、多種多様な症状が現れます。こうした症状は太ももなど下肢の一部分だけに強く感じられることもあれば、下肢全体に広く感じられる場合もあります。痛みやしびれのほかに、足先が冷えたりほてったりといった、**感覚異常**も見られます。

　症状は左右どちらか一方だけに現れることが多いのですが、両側に現れる場合もあります。

（渡辺航太）

坐骨神経痛が現れる主な部位

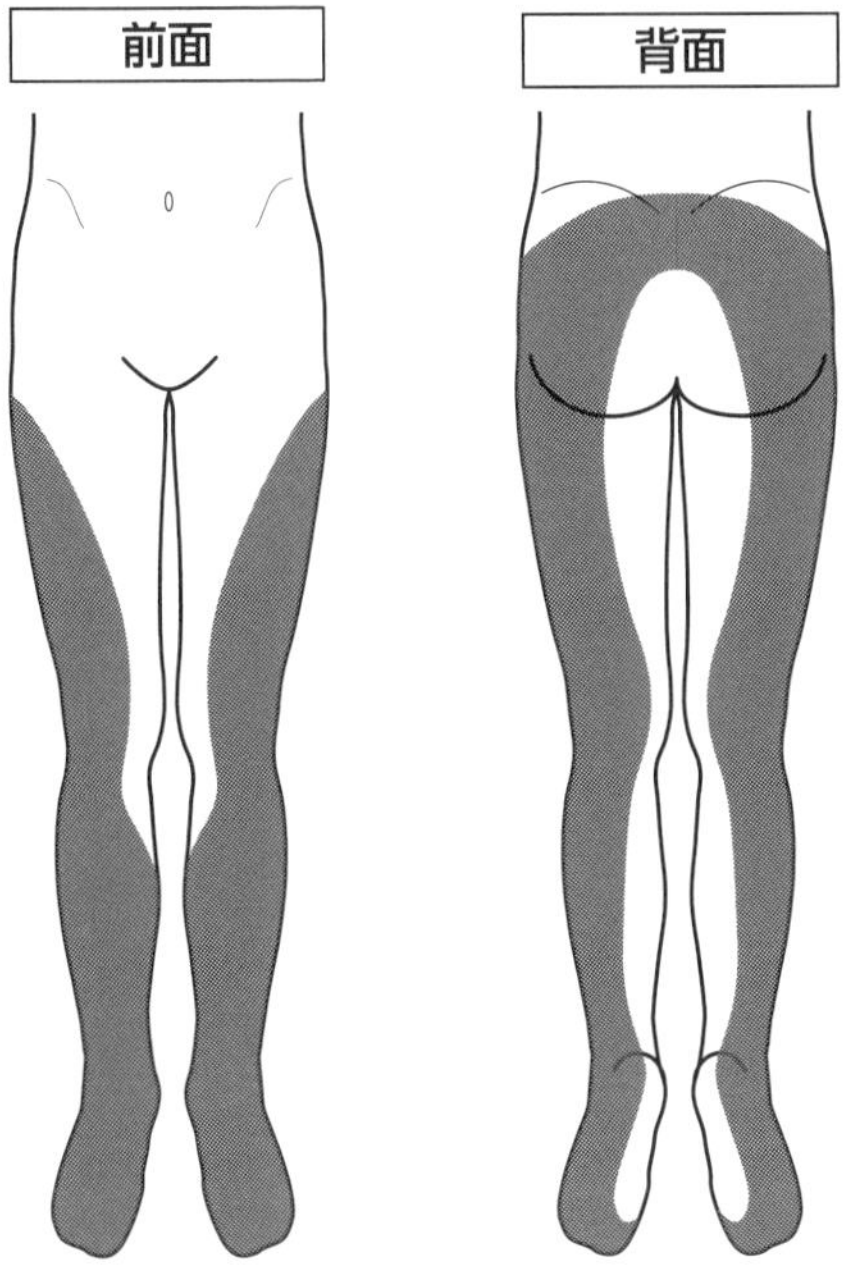

Q2 「坐骨神経痛」は、病名ですか？

「坐骨《ざこつ》神経痛」は病名ではありません。

頭が痛いときの症状を指す「頭痛」や、おなかが痛いときの「腹痛」と同様に、坐骨神経痛はお尻《しり》から太もも、ふくらはぎ、足裏にかけての痛みやしびれを指す「症状」の総称です。

坐骨神経痛の原疾患《しっかん》（症状のもとになる病気）にはいろいろな病気がありますが、坐骨神経の支配領域（神経の影響が及ぶ範囲）に症状が現れた場合、その症状を坐骨神経痛と呼んでいます。

したがって、治療に当たっては、症状の背景にある病気を特定することが重要です。例えば坐骨神経痛という「症状」で医療機関を受診し、腰椎椎間板《ようついついかんばん》ヘルニアと診断された場合、「病名」は腰椎椎間板ヘルニアとなり、その病気に適応する治療が行われます。

ちなみに、坐骨神経痛の原因として多いのは、腰椎椎間板ヘルニア、腰部脊柱管狭窄《せきちゅうかんきょうさく》症、腰椎すべり症など腰椎（背骨の腰の部分）の病気です。

（渡辺航太）

Q3 坐骨神経痛は、腰痛と何が違いますか？

坐骨《ざこつ》神経痛は、主にお尻《しり》から下肢《かし》にかけて痛みやしびれが現れる症状です。一方の「腰痛」も病名ではなく、腰の痛みや張りなどを指す「症状」の総称です。痛み・しびれなどの症状が腰に出ていれば腰痛、お尻や下肢に出ていれば坐骨神経痛ということになります。

ただ、腰椎椎間板《ようついついかんばん》ヘルニア、腰部脊柱管狭窄《せきちゅうかんきょうさく》症、腰椎すべり症など、腰椎（背骨の腰の部分）の異常が原因となって症状が現れる場合は、坐骨神経痛に先んじて腰痛が起こったり、坐骨神経痛と腰痛が同時に起こったりすることも少なくなく、坐骨神経痛と腰痛には密接なかかわりがあります。原因が腰椎にあり、腰痛はあるものの、お尻や下肢の痛み・しびれなどの症状が強く、その症状に対する治療を優先すべき場合は、坐骨神経痛として扱うこともあります。

痛みの原因部位と、痛みが生じている部位が離れている場合、その痛みを「放散痛」といいます。腰椎の異常が原因となってお尻や下肢に痛み・しびれが現れる坐骨神経痛は、放散痛の一種といえます。

（渡辺航太）

Q4 そもそも坐骨神経とは、どこからどこまでの神経ですか？

首から腰までの背骨（脊椎《せきつい》）の中央には「脊柱管《せきちゅうかん》」という神経の通り道があり、脊髄《せきずい》（脳から続く中枢《ちゅうすう》神経）が通っています。脊髄は腰椎《ようつい》（背骨の腰の部分）のところで馬《ば》尾《び》という馬の尻尾《しっぽ》に似た末梢《まっしょう》神経の束になり、腰椎や仙骨（骨盤の中央にある骨）の部分で枝分かれして、お尻《しり》や下肢《かし》の各部へと伸びています（左ページの図参照）。

坐骨《ざこつ》神経は、第４・第５腰椎と仙骨から出ている「腰仙《ようせん》骨《こつ》神経叢《そう》」（神経叢＝神経が網の目のように入り組んだ部分）がまとまってできた太い神経が、ひざ裏のあたりで総腓骨《ひこつ》神経・脛骨《けいこつ》神経に枝分かれし、足先に至るまでの神経をいいます。最も太いところで手の小指ほどの太さがあり、全体の長さは成人で約１メートルにもなります。

（渡辺航太）

坐骨神経の範囲

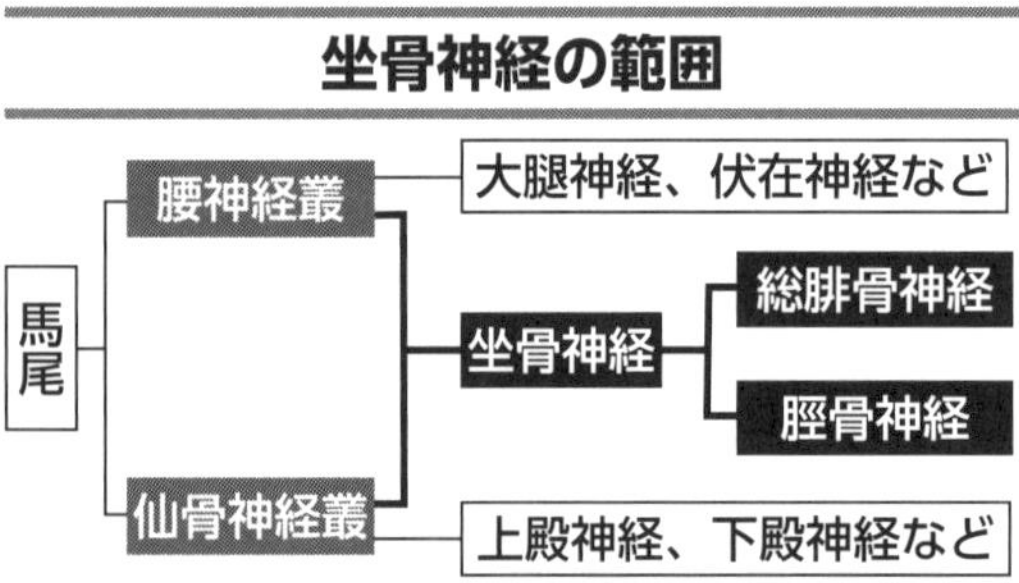

腰神経叢と仙骨神経叢は相互に連結しているため、まとめて「腰仙骨神経叢」と呼ばれることが多い。

脊椎の構造と坐骨神経

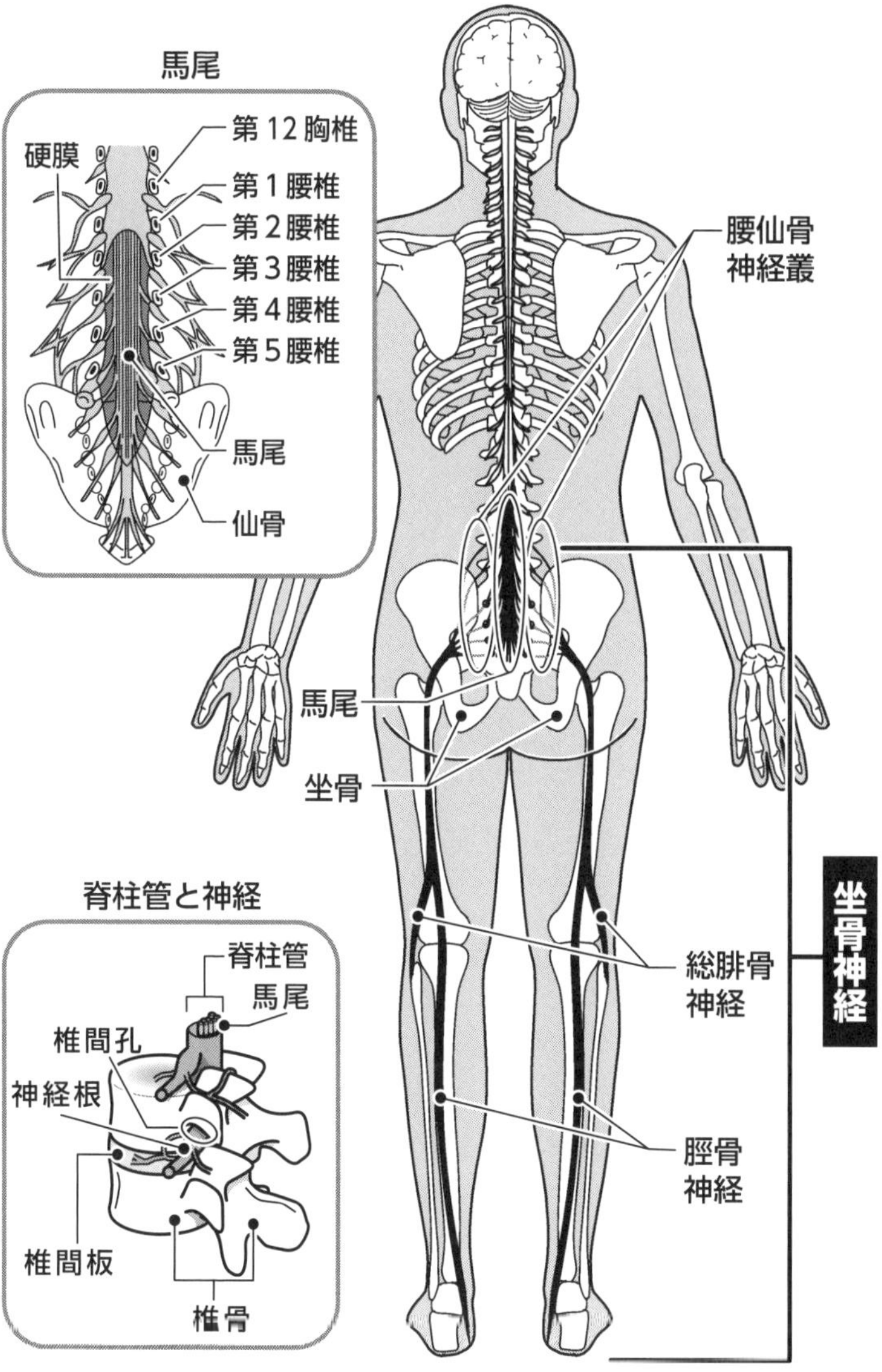
馬尾
第 12 胸椎
硬膜
第 1 腰椎
第 2 腰椎
第 3 腰椎
第 4 腰椎
第 5 腰椎
馬尾
仙骨
腰仙骨
神経叢
馬尾
坐骨
坐骨神経
総腓骨
神経
脛骨
神経
脊柱管と神経
脊柱管
馬尾
椎間孔
神経根
椎間板
椎骨

Q5 坐骨神経は、各部位をどのように通っていますか？

第4・第5腰椎と仙骨から出ている腰仙骨《ようせんこつ》神経叢《そう》（神経叢＝神経が網の目のように入り組んだ部分。20ページ参照）は、骨盤の中でまとまって太い坐骨《ざこつ》神経となります。その後の神経の通り道を、左ページの図に沿って説明しましょう。

❶お尻《しり》の深いところにある筋肉「梨状筋《りじょうきん》」の内側（体の中心に近いほう）を通り、骨盤の外へ出る
❷大殿筋（お尻の最も表面にある筋肉）の内側を通り、坐骨結節（骨盤の下の部分）と、大転子《だいてんし》（大腿《だいたい》骨の上部の出っぱった部分）の間を通る
❸大腿二頭筋の内側に沿うようにまっすぐ下へ伸びていく
❹ひざ裏の少し上部で総腓骨《ひこつ》神経と脛骨《けいこつ》神経に分かれる
❺脛骨神経はひざ裏の中央を通り、ヒラメ筋の内側へ潜り込んだ後、後脛骨筋《こうけいこつきん》に沿うようにふくらはぎを通り、かかとの内側へ向かう
❻脛骨神経はかかとの内側を回って足裏へ及び、枝分かれしながら足裏および足裏側

の指先に至る

❼ひざ裏で枝分かれした総腓骨神経は、長腓骨筋の内部を通って足の側面を回り込み、枝分かれしながら、すねと足の甲および足の甲側の指に至る（渡辺航太）

坐骨神経の走行

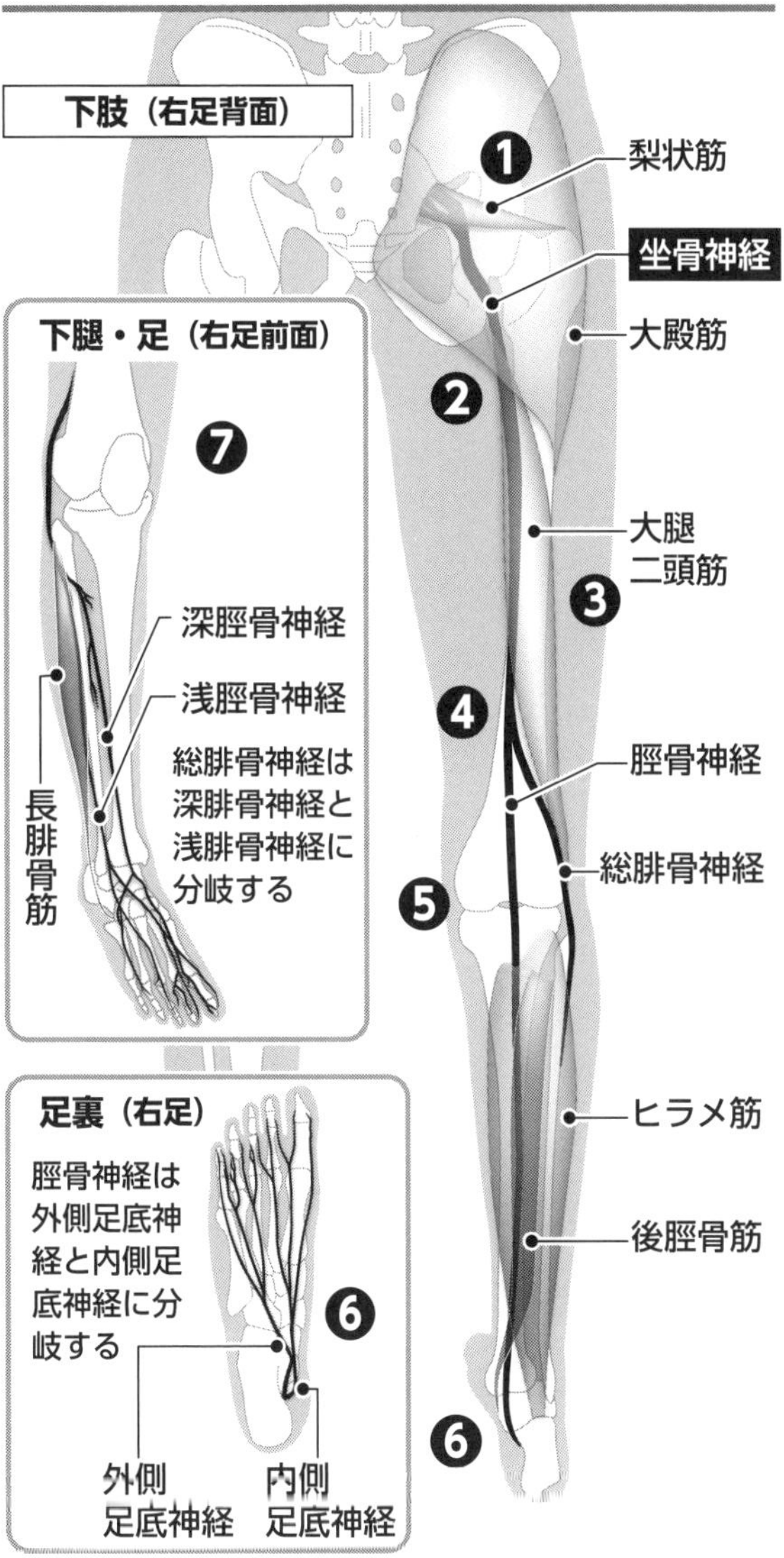

Q6 坐骨神経に、種類はありますか？

脊髄《せきずい》（背骨の中を通る中枢《ちゅうすう》神経）から枝分かれする神経のうち坐骨《ざこつ》神経に関係するのは、腰《よう》神経叢《そう》と仙骨神経叢です（神経叢＝神経が網の目のように入り組んだ部分）。これらは胸椎《きょうつい》（背骨の胸の部分）の一番下の椎骨《ついこつ》（Ｔｈ12）、腰椎《ようつい》（背骨の腰の部分。Ｌ１～Ｌ５）、仙骨（骨盤の中央にある骨。Ｓ１～Ｓ４）から出る神経で、合わせて腰《よう》仙骨《せんこつ》神経叢と呼ばれます（左㌻の図参照）。

坐骨神経は第４・第５腰椎と仙骨の腰仙骨神経がまとまってできています。共通の膜に包まれているので１本の神経に見えますが、実は、腰仙骨神経がまとまるところから、すでに総腓骨《ひこつ》神経と脛骨《けいこつ》神経に分かれています。したがって、坐骨神経には総腓骨神経と脛骨神経の２種類の神経があるといえるでしょう。

同じように腰仙骨神経叢から出る神経には、閉鎖神経、大腿《だいたい》神経、陰部大腿神経、外側大腿皮神経、腸骨鼠径《ちょうこつそけい》神経、腸骨下腹《かふく》神経などがあり、坐骨神経同様に下肢《かし》へと伸びています。

ただ、坐骨神経が下肢背面へ伸びているのに対し、これらの神経のほとんどは下肢前面へ伸びており、支配領域（神経の影響が及ぶ領域）は坐骨神経とは異なる別の神経です。

例えば、閉鎖神経は太ももの内側の筋肉と皮膚を、大腿神経は主に太ももの前側の筋肉と皮膚を支配します。陰部大腿神経は太ももの内側面や上部前面の皮膚、性器付近の皮膚など、外側大腿皮神経は太ももの前面や外側の皮膚を支配します。腸骨鼠径神経は体幹筋（胴体の筋肉）および性器周辺の皮膚、腸骨下腹神経は体幹筋のほか、そけい部（足のつけ根の部分）の皮膚、お尻《しり》外側の皮膚などを支配しています。（渡辺航太）

腰仙骨神経叢

（腰部を前面から見たところ）

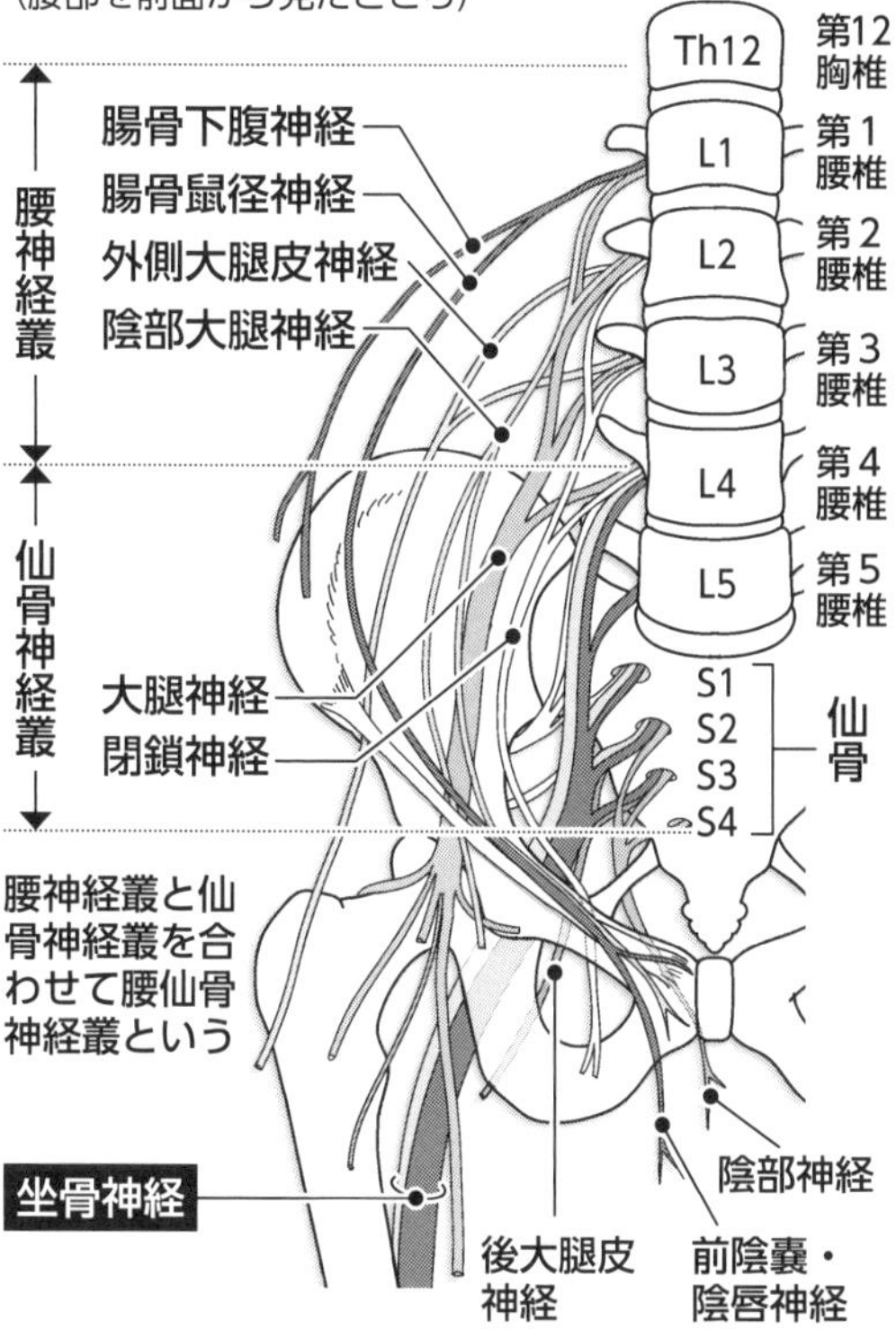

Q7 坐骨神経には、どのような働きがありますか？

神経を機能で分類すると、大きく中枢《ちゅうすう》神経と末梢《まっしょう》神経に分かれ、末梢神経は体性神経と自律神経に大別されます。体性神経には、脳などの中枢神経系の指令を体の各部へ伝えて体を動かす「**運動神経**」と、体の各部の感覚を脳などの中枢神経系へ伝える「**知覚神経**」があります。

坐骨《ざこつ》神経は下肢《かし》の広い部分を支配する体性神経で、**運動神経と知覚神経の両方の機能**を持っています。すなわち、脳からの指令に従ってお尻《しり》や足を動かしたり、下肢の感覚（温・冷感や痛みなど）を脳へ伝えたりする働きを担っています。（渡辺航太）

神経の機能的な分類

<table>
<tr><td rowspan="8">神経</td><td rowspan="4">中枢神経</td><td rowspan="3">脳</td><td>大脳</td><td></td></tr>
<tr><td>脳幹（中脳・延髄・橋・間脳）</td><td></td></tr>
<tr><td>小脳</td><td></td></tr>
<tr><td colspan="2">脊髄</td><td></td></tr>
<tr><td rowspan="4">末梢神経</td><td rowspan="2">体性神経
（意志と関係する神経）</td><td>運動神経（中枢から体の各部へ意識的な運動の指令を伝える）</td><td rowspan="2">坐骨神経はここに含まれる</td></tr>
<tr><td>知覚神経（体の各部の感覚を中枢へ伝える）</td></tr>
<tr><td rowspan="2">自律神経
（意志とは無関係に血管や内臓の働きを支配する神経）</td><td>交感神経（心身を活動的にする働きのある神経）</td><td></td></tr>
<tr><td>副交感神経（心身をリラックスさせる神経）</td><td></td></tr>
</table>

Q8 「馬尾」という神経は、坐骨神経とは違いますか？

脊髄《せきずい》（背骨の中を通る中枢《ちゅうすう》神経）は腰椎《ようつい》（背骨の腰の部分）に至ると、形が馬の尻尾《しっぽ》に似た「馬尾《ばび》」という末梢《まっしょう》神経の束になります。馬尾は腰椎や仙骨（骨盤の中央にある骨）の中を通る神経で、坐骨神経とは別の神経です。しかし、坐骨神経にもつながっており、馬尾が障害されると坐骨神経の支配領域に症状が現れることがあります。

腰部脊柱管狭窄《せきちゅうかんきょうさく》症などで馬尾が圧迫されると、左右両側のお尻《しり》や下肢《かし》にしびれ、冷感・灼熱《しゃくねつ》感、足裏の感覚異常（物が貼《は》りついたような感じ）、足首や足指のマヒ、重度の間欠性跛行《はこう》（こま切れにしか歩けなくなる症状）といった「馬尾症候群」といわれる症状が現れます。さらに悪化すれば、排尿・排便障害をきたす場合もあります。

馬尾症候群は腰部脊柱管狭窄症でも重い症状なので、馬尾が圧迫されていると診断されれば、多くの場合、脊柱管の狭窄部位を広げる手術が検討されます。

（渡辺航太）

馬尾

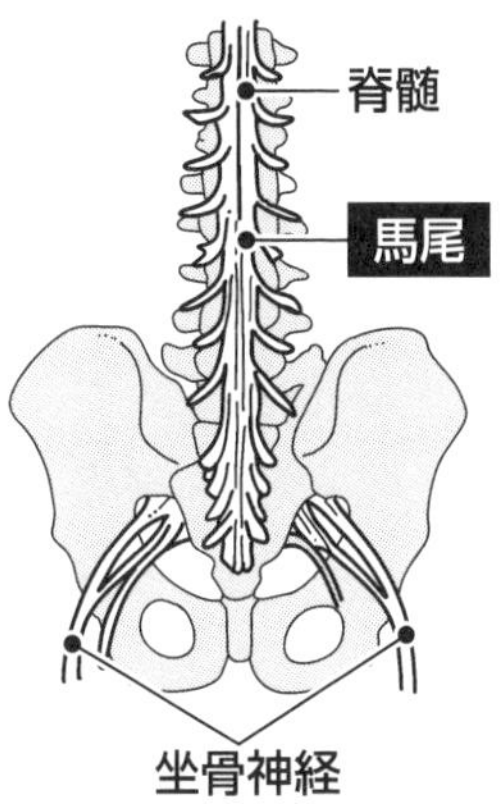

Q9 坐骨神経痛を放置すると、どうなりますか？

坐骨《ざこつ》神経痛を放置していても自然に治ることもありますが、悪化する場合もあります。比較的若い人に多い腰椎椎間板《ようついついかんばん》ヘルニアが原因の坐骨神経痛では、ヘルニアが自然に引っ込み、自然治癒することも少なくありません。ただ、放置している間に腰椎（背骨の腰の部分）に負荷がかかってヘルニアが大きくなると、症状が悪化します。また、治りかけてはまた発症することをくり返せば、その間に神経細胞の損傷がひどくなり、激痛が起こったり、足のマヒで歩けなくなったりすることも考えられます。

特に、お尻《しり》や下肢《かし》の強い痛み・しびれ・マヒ、重度の間欠性跛行《はこう》、排尿・排便障害（尿もれ、便もれ、排泄《はいせつ》できないなど）、会陰部《えいんぶ》（生殖器《せいしょくき》と肛門《こうもん》の間）やお尻のほてりといった症状（馬尾《ばび》症候群）がある場合は決して放置せず、ただちに医療機関を受診してください。腰部脊柱管狭窄症《せきちゅうかんきょうさくしょう》や腫瘍《しゅよう》、ヘルニアなどによって、脊椎《せきつい》（背骨）内部の馬尾という神経が圧迫されている可能性があり、その場合は早期の手術が必要です。治療が遅れると神経が回復不可能なほど大きなダメージを受け、しびれや失禁などの後遺症が残る可能性が高くなります。

（渡辺航太）

第2章

坐骨神経痛の原因についての疑問15

Q10 坐骨神経痛は、高齢者だけでなく若い人にも起こりますか?

20代~30代の若い人でも、坐骨《ざこつ》神経痛になることはあります。

坐骨神経痛の原因として多いのは腰椎《ようつい》（背骨の腰の部分）の病気です。このうち、比較的若い人に多いのが、腰椎椎間板《ついかんばん》ヘルニアや腰椎すべり症からくるものです。

腰椎椎間板ヘルニアは、腰椎の椎間板（椎骨《ついこつ》と椎骨をつなぐ軟骨）の内部にある髄《ずい》核《かく》という組織がずれたりはみ出たりして、神経を圧迫し、炎症が起こる病気です。外傷、腰に負担がかかる作業、運動、悪い姿勢などで、椎間板に強い負荷がかかることにより発症します。腰椎すべり症は、椎骨どうしが前後方向にずれる病気です。加齢に伴う椎間板のゆるみが原因の変性すべり症は高齢者に多いのですが、椎弓《ついきゆう》（椎骨の背中側を構成する骨）にヒビが入って椎骨が分離してしまう腰椎分離症から椎骨がずれて腰椎分離すべり症になるケースは、スポーツをする子供など若い人に見られます。腰椎分離すべり症を発症しても強い痛みが持続せずに見すごされることがあり、大人になって発見されるケースも少なくありません。

（久野木順一）

Q11 坐骨神経痛はどんな職業の人に起こりやすいですか？

腰に負担がかかる職業の人は、腰椎椎間板《ようついついかんばん》ヘルニアから坐骨《ざこつ》神経痛になるケースが多く見られます。

自然体で立っている姿勢で椎間板にかかる圧力を1とすると、イスに腰かけた姿勢では1・4倍、立って前かがみになると1・5倍、中腰で荷物を持ち上げる姿勢では2・2倍もの圧力がかかるといわれています。仕事でこのような姿勢を取る機会が多い人は腰椎椎間板ヘルニアを発症しやすく、坐骨神経痛にもなりやすいといえます。

例えば、事務職、運転手など長時間座り姿勢を続ける人、また、運搬・配達や工事・工場などの現場作業員、看護師・介護士・美容師・保育士などで、中腰で作業したり、重い物を持ち上げたりする人は、腰椎椎間板ヘルニアになりやすいといえるでしょう。このほか、野球・ゴルフなどのスポーツ選手やダンサーも、腰をひねる動きや激しい運動がもとで腰椎椎間板ヘルニアや腰椎《ようつい》分離症、腰椎分離すべり症となり、坐骨神経痛を起こしやすい職業です。

（久野木順一）

Q12 坐骨神経痛は、いったいなぜ起こるのですか？

坐骨《ざこつ》神経痛の原因の大半を占めているのは、腰椎《ようつい》（背骨の腰の部分）の病気です。直立姿勢を取る人間の背骨は重力に抗って立ち上がっており、重い頭を支え、常に荷重がかかっています。中でも腰椎は、上半身の重みを支え、動作につれて大きく動くため、負担が大きい部分で、異常が生じやすいのです。

坐骨神経は第4・第5腰椎と仙骨から出ている神経（腰仙骨神経叢《ようせんこつしんけいそう》。20ページ参照）から下半身へ伸びている神経です。そのため、腰椎に異常が起こると、坐骨神経の支配領域に痛みやしびれを招きやすくなります。

坐骨神経痛の主な原因には、次のようなものがあります。

①腰椎の病気……腰椎の神経が圧迫・刺激されて坐骨神経に影響が及ぶものです。

・腰椎椎間板《ついかんばん》ヘルニア　腰椎の椎間板（椎骨と椎骨《ついこつ》をつなぐ軟骨組織）の内部にある髄核《ずいかく》という組織がずれたりはみ出たりする病気。前かがみ姿勢や中腰作業のくり返しで椎間板に負荷がかかることが原因。年齢を問わず多く見られる。

・腰部脊柱管狭窄症《せきちゅうかんきょうさく》　加齢による腰部の骨や組織の変形・変性などにより、脊柱管

（背骨中央の神経の通り道）が狭まり、中を通る神経が圧迫される。

・**腰椎すべり症**　椎骨どうしが前後方向にずれて脊柱管や椎間孔《こう》（脊髄《せきずい》から分岐した神経の出口）が狭まり、神経を圧迫する。加齢が原因の腰椎変性すべり症と、スポーツなどにより椎弓《ついきゆう》にヒビが入って分離する腰椎分離すべり症がある。

・**変形性腰椎症**（変形性脊椎《せきつい》症）　加齢によって変性した椎間板が徐々につぶれ、腰椎が不安定になると、その動きを止めようと椎体（椎骨前部の円柱形の部分）のへりに骨棘《こつきょく》（トゲ状の出っぱり）が形成され、周辺の神経を刺激して痛みを生じる。

②**筋肉の硬直**（梨状筋《りじょうきん》症候群）……お尻《しり》の梨状筋という深部筋肉（体の深いところにある筋肉）が硬くなり、坐骨神経が圧迫されるものです。

③**関節障害**……仙腸関節（骨盤中央の仙骨と両側の腸骨の間の関節）や、股《こ》関節（大腿骨《だいたい》と骨盤の間の関節）の不具合や変形から神経が圧迫され、坐骨神経痛に似た痛みを起こすことがあります。

（久野木順一）

坐骨神経痛の主な原因

部位	病名・症状名など
腰椎（脊椎）	腰椎椎間板ヘルニア、腰部脊柱管狭窄症、腰椎すべり症（変性すべり症・分離すべり症）、変形性腰椎症（変形性脊椎症）
筋肉	梨状筋症候群
関節	仙腸関節障害 変形性股関節障害

Q13 坐骨神経痛のような足腰の症状がある場合、ほかにどんな原因を疑うべきですか？

腰椎椎間板《ようついついかんばん》ヘルニア、腰部脊柱管狭窄症《せきちゅうかんきょうさく》、腰椎すべり症、梨状筋症候群《りじょうきん》、関節障害などから起こる坐骨《ざこつ》神経痛によく似た症状として、下肢《かし》痛（足腰に現れる痛みやしびれなどの症状）を招く病気には、次のようなものがあります。

①**腫瘍《しゅよう》**……脊髄《せきずい》・脊椎《せきつい》・骨盤内に腫瘍ができると、その部分の組織が破壊され、腰や足に痛みやしびれが生じることがある。

②**末梢動脈疾患《まっしょうどうみゃくしっかん》（PAD）***……動脈硬化により血管が狭まって血流が滞り、末梢神経が障害されることによって、下肢に痛みが生じる病気。しびれは現れないことが多い。閉塞《へいそく》性動脈硬化症（ASO）ともいう。

③**末梢神経障害**……糖尿病による高血糖や、アルコールの飲みすぎ、ビタミンB_1、B_6、B_{12}の欠乏などで神経が障害され、手足にしびれや痛み、感覚マヒが現れる。

④**その他**……婦人科系の病気（子宮内膜症など）や、精神的な要因（ストレス、うつなど）でも、足腰に痛みやしびれなどの症状が現れることがある。

（久野木順一）

*PAD: Peripheral Artery Disease（＝末梢動脈疾患）。閉塞性動脈硬化症（ASO: ArterioSclerosis Obliterans）ともいう。

Q14 坐骨神経痛やしびれはどんなしくみで起こるのですか？

例えば調理中に指を切ったときの痛みは、「侵害受容器」という痛みの受容器（皮膚などにある組織の損傷を感知する末梢《まっしょう》神経の末端の組織）が、切り傷という障害を受けて痛みを感じるもので、「侵害受容性疼痛《とうつう》」といいます。この場合は、痛みの原因と症状の現れた部位が一致しています。

坐骨《ざこつ》神経痛はこれとはしくみが異なります。坐骨神経はお尻《しり》から足先にかけての広い範囲に影響を及ぼす神経なので、症状はいろいろなところに出ますが、症状が現れている部位と原因となっている部位が別であることが多いものです。

これは、坐骨神経痛が、なんらかの原因で神経が圧迫されたり刺激されたりすることで痛みやしびれが起こる**「神経障害性疼痛」**の一種であることが関係しています。障害を受けた神経が腰など離れたところにあっても、それにつながる坐骨神経を通じて痛みやしびれの信号が伝わり、下肢《かし》などの坐骨神経の支配領域に症状が現れるのです。

（久野木順一）

Q 15

足腰の痛みやしびれが坐骨神経痛かどうか見分ける方法はありますか？

坐骨神経痛チェック表

□	①	腰に痛みがある。
□	②	腰やお尻に痛みがある。
□	③	太ももや足に痛みやしびれがある。
□	④	体を動かすと症状が強まる。
□	⑤	お尻から下肢にかけて感覚異常（締めつけ感、冷感、灼熱感など）がある。
□	⑥	足の裏に物が貼りついたような違和感や、ジリジリするような感覚がある。
□	⑦	足腰に脱力感があり、足に力が入らない。階段でよくつまずく。
□	⑧	歩いていると足の痛みやしびれが強まり、長く歩けない。しばらく休むと症状が治まり、また歩けるようになる（間欠性跛行）。
□	⑨	左右の太ももや足部、足指の筋力に差がある。
□	⑩	会陰部（生殖器と肛門の間）の感覚がマヒしていたり、ほてりを感じたりする。尿もれや便もれがある。
□	⑪	下肢伸展挙上テスト（69㌻）で、足を30度以上持ち上げると痛みを感じる。

上のチェック表で1つでも当てはまる症状があれば坐骨《ざこつ》神経痛の可能性があります。ただ、確定診断は専門医を受診してください。

左右両側に症状が現れ、症状が激しい人、排尿・排便障害がある人は、重症であるか、ほかの病気の疑いもあるので、ただちに医療機関を受診してください。また、糖尿病や高血圧などで治療中の人は、主治医に症状を報告しましょう。

（久野木順一）

Q16 坐骨神経痛を起こしやすいのは腰椎のどこですか？

腰椎《ようつい》（背骨の腰の部分）には第１〜第５までの５つの椎骨《ついこつ》があり、その下に仙骨という骨がつながっています。腰椎のうち、上半身の体重や動作によって最も負荷がかかりやすいのは、下部の第４・第５腰椎です。負荷がかかることによって椎骨や椎間板《ついかんばん》、靭帯《じんたい》（骨と骨をつなぐ丈夫な線維組織）などの組織の変性や変形が起こり、神経が圧迫されることで、坐骨《ざこつ》神経痛を発症しやすくなります。

実際、坐骨神経痛の原因となりやすい腰椎椎間板ヘルニアが多く発症するのは第４・第５腰椎の間と、第５腰椎と仙骨の間で、この２ヵ所だけで全体の約90％を占めています。腰部脊柱管狭窄症《せきちゅうかんきょうさく》も第４・第５腰椎の間でよく見られますが、第３・第４腰椎の間でもしばしば起こり、さらには複数ヵ所で発症することもあります。

（久野木順一）

腰椎の椎骨は５つ

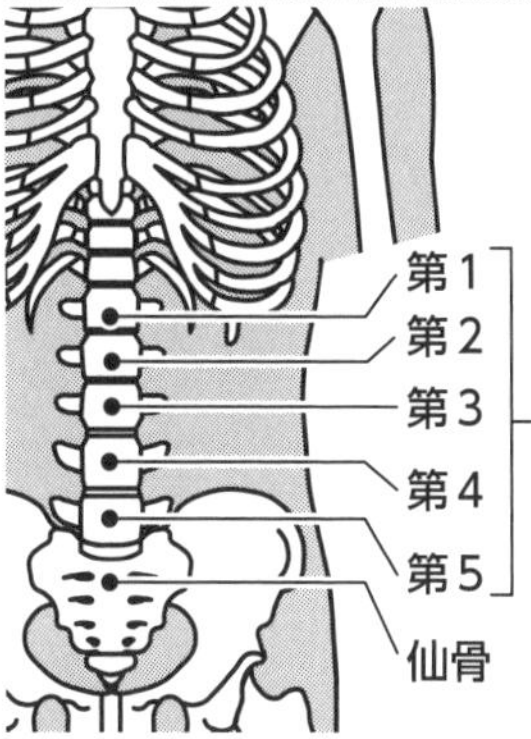

Q17 坐骨神経痛の急性と慢性では、原因が違いますか？

おおむね3ヵ月以上症状が続く場合は慢性、3ヵ月未満なら急性として扱います。

重い物を持ち上げて急に腰椎椎間板《ようついついかんばん》ヘルニアになったり、激しいスポーツで腰椎分離症などを起こしたりすることが原因の急性の坐骨《ざこつ》神経痛（多くは腰痛のみ）は若い人にも起こります。一方、高齢者では、骨粗鬆症《こつそしょう》（骨密度が低下する病気）などによる背骨の圧迫骨折が急性症状の原因になることがあります。これらは発症と治癒をくり返すうちに、慢性化することもあります。

また、腰部脊柱管狭窄症《せきちゅうかんきょうさく》などの腰椎の病気や腫瘍《しゅよう》による坐骨神経痛は、最初は軽くても徐々に悪化し、慢性症状に移行します。

画像検査などでこれといった原因が特定できないのに、慢性的に続く坐骨神経痛もあります。多くは腰痛を伴い、重労働をする人や、事務職などで座った姿勢を続ける人、肥満・運動不足の人によく見られます。精神的な原因（強いストレス、うつなど）から起こる坐骨神経痛も、慢性化しやすいものの一つです。

（久野木順一）

Q18 坐骨神経痛の主原因である「腰部脊柱管狭窄症」とはどのような病気ですか？

背骨は椎骨《ついこつ》という小さな骨が積み重なってできており、中央に「脊柱管《せきちゅうかん》」という神経の通り道があります。

「腰部脊柱管狭窄症《きょうさくしょう》」は、腰の部分で脊柱管が狭窄する（狭くなる）病気です。脊柱管が狭くなると、中を通る神経や、そこから背骨の外へ出る神経（神経根）が絞扼《こうやく》（強く締めつけられること）され、足腰の痛みやしびれといった症状が現れます。中高年にしばしば見られる病気で、*推定患者数は約５８０万人と報告されています。

腰部脊柱管狭窄症を発症する大きな要因は、加齢による椎骨や椎間板、靱帯《じんたい》（骨と骨をつなぐ丈夫な

脊柱管狭窄症

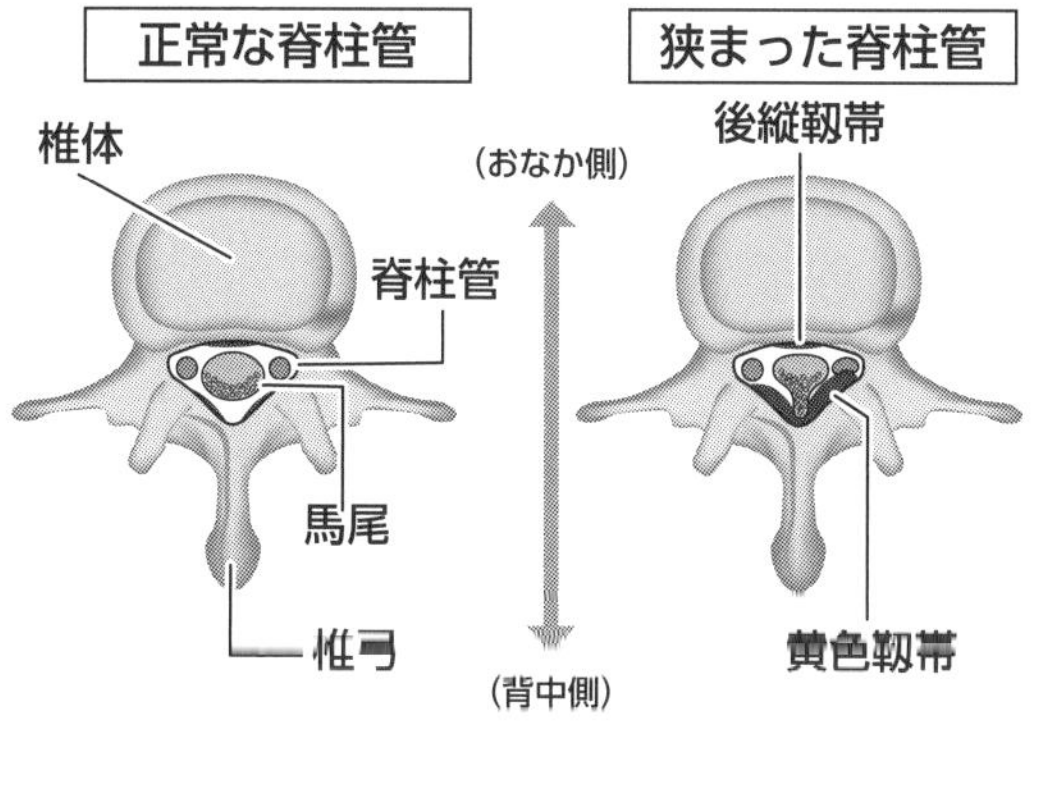

＊石本優々、吉田宗人.「腰部脊柱管狭窄症の疫学」日本医事新報 (4835); 26-29, 2016

線維組織）などの組織の変性や変形です。

加齢によって主に脊柱管の後部にある靱帯（黄色靱帯）がたわんで分厚くなったり、椎体（椎骨の前部の円柱形の部分）が変形したりすることや、高齢者に多い骨粗鬆症《こつそしょう》で背骨が損傷することや変性側弯症《そくわん》（背骨が左右に曲がったりねじれたりする病気）も、脊柱管の狭窄の原因になります。このほか、椎間板《ついかんばん》（椎骨と椎骨をつなぐ軟骨）がずれる腰椎《ようつい》椎間板ヘルニア（43ページ参照）も、脊柱管を狭める要因となることがあります。

脊柱管狭窄症の原因

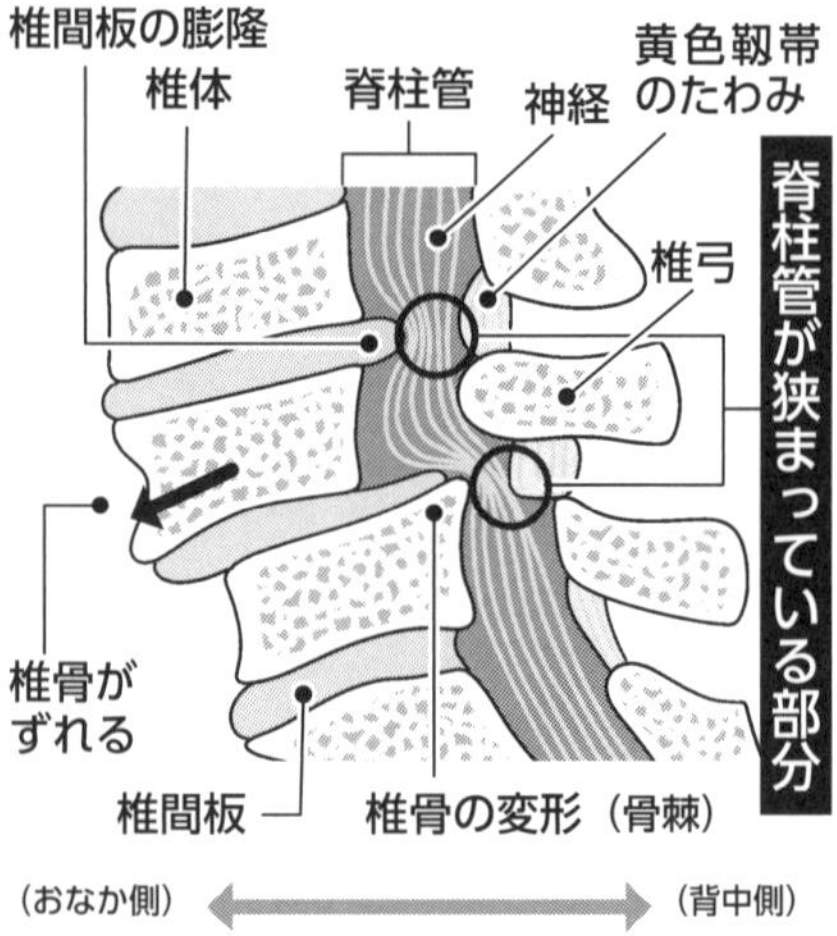

神経が圧迫されると同時に血管も締めつけられて血流が悪くなるため、神経に酸素や栄養が十分に行き届かなくなり、腰痛・**坐骨神経痛**のほか、**間欠性跛行《はこう》**（こま切れにしか歩けなくなる症状）など、さまざまな症状が現れます。**腰を反らすと脊柱管がますます狭まるため、症状が強まる**という特徴があります。

（久野木順一）

Q19 腰部脊柱管狭窄症にはどんな種類がありますか？

腰部脊柱管狭窄症《せきちゅうかんきょうさく》は、圧迫される神経によって3種類に分類されます。

①神経根型

神経根（脊髄《せきずい》から左右に枝分かれした神経が背骨を出る部分の根もと）が締めつけられるものを「神経根型」といいます。

左右どちらかの神経根が締めつけられることで、片側に腰痛や坐骨《ざこつ》神経痛の痛み・しびれなどが起こります。間欠性跛行《はこう》（こま切れにしか歩けなくなる症状）という歩行障害も現れます。

②馬尾《ばび》型

腰部の脊柱管内部の馬尾という神経が締めつけられるものを「馬尾型」といいます。馬尾は、脳から続く脊髄が腰椎《ようつい》（背骨の腰の部分）に至り、細い末梢《まつしょう》神経の束となったもので、馬の尻尾《しっぽ》に似た形をしていることから、この名前があります。

馬尾型は左右両側に症状が現れることが多いのが特徴です。お尻《しり》から下肢《かし》にかけての広い範囲に痛みよりはしびれが強く現れ、筋力低下・マヒ、冷感・灼熱《しゃくねつ》感、足裏の感覚異常（物が貼《は》りついたような感じやジンジンするような感覚）、尿もれ・便秘などの排尿・排便障害、会《え》陰部《いんぶ》（生殖器《せいしょくき》と肛門《こうもん》の間）・お尻のほてり、数分しか歩けないような重度の間欠性跛行《はこう》、男性の歩行時の陰茎勃起《ぼっき》といった症状が現れます。

③混合型

神経根と馬尾の両方が締めつけられているタイプで、両方の症状が現れます。

馬尾型・混合型で、強い馬尾症状が見られる場合は、早めに手術をしないと、後遺症として失禁やしびれなどの症状が残る場合もあります。

（久野木順一）

脊柱管狭窄症の種類

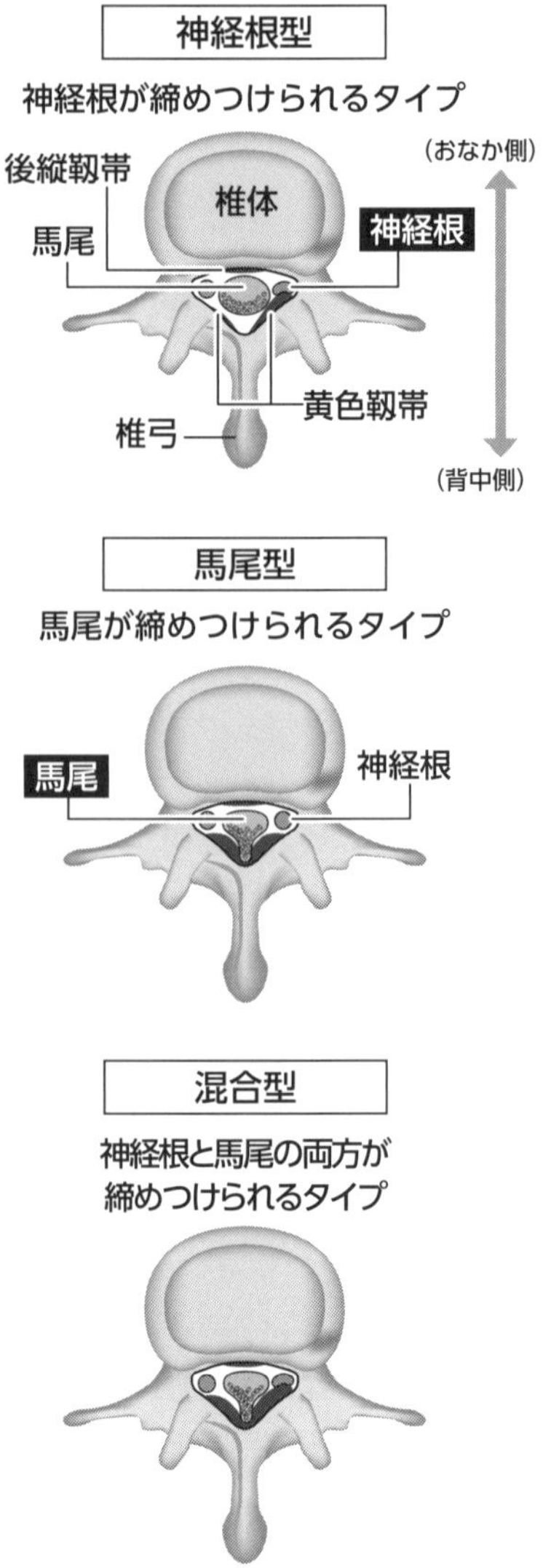

Q20 もう一つの主原因である「腰椎椎間板ヘルニア」とはどのような病気ですか？

背骨の椎間板《ついかんばん》（椎骨《ついこつ》と椎骨をつなぐ軟骨組織）の内部にある髄核《ずいかく》というゼリー状の組織や線維輪（椎間板の髄核の周囲にある線維組織）は、成人になるころから老化しはじめ、徐々に水分が減少して弾力性を失い、弱くなっていきます。

その状態で背骨に負荷がかかって髄核がずれ動くと、髄核の圧力によって押し出されるようにして椎間板がずれたり、線維輪の外へ髄核がはみ出たりしてしまいます。この状態が、「椎間板ヘルニア」です。椎間板ヘルニアは背骨のどこでも発症しますが、腰椎《ようつい》（背骨の腰の部分）で起こった場合は腰椎椎間板ヘルニアといいます。

腰椎でずれたりはみ出たりした椎間板が神経を圧迫して炎症が起こると、坐骨《ざこつ》神経など、腰椎から出る神経の支配領域である足腰に、痛みやしびれといった症状が現れます。

腰椎椎間板ヘルニアは背中側へ出るので、前かがみになるとおなか側の椎間板が椎骨に圧迫されて、髄核が背中側へさらにずれます。そのため、腰椎椎間板ヘルニアでは、前かがみになると症状が悪化するという特徴があります。前かがみになると症状が悪化する坐骨《ざこつ》神経痛を「ヘルニア型坐骨神経痛」と呼ぶこともあります。

椎間板の老化は若いころから進むこと、また、日常生活の姿勢や動作（運転やデスクワークでの長時間の座位、中腰の姿勢での作業など）がきっかけになると考えられますが、これといった原因がなく徐々に発症する場合も少なくありません。腰椎椎間板ヘルニアは、20代、30代の若い人にも多く見られます。したがって、腰椎椎間板ヘルニアが原因の坐骨神経痛も、比較的若い人に起こりやすいといえます。

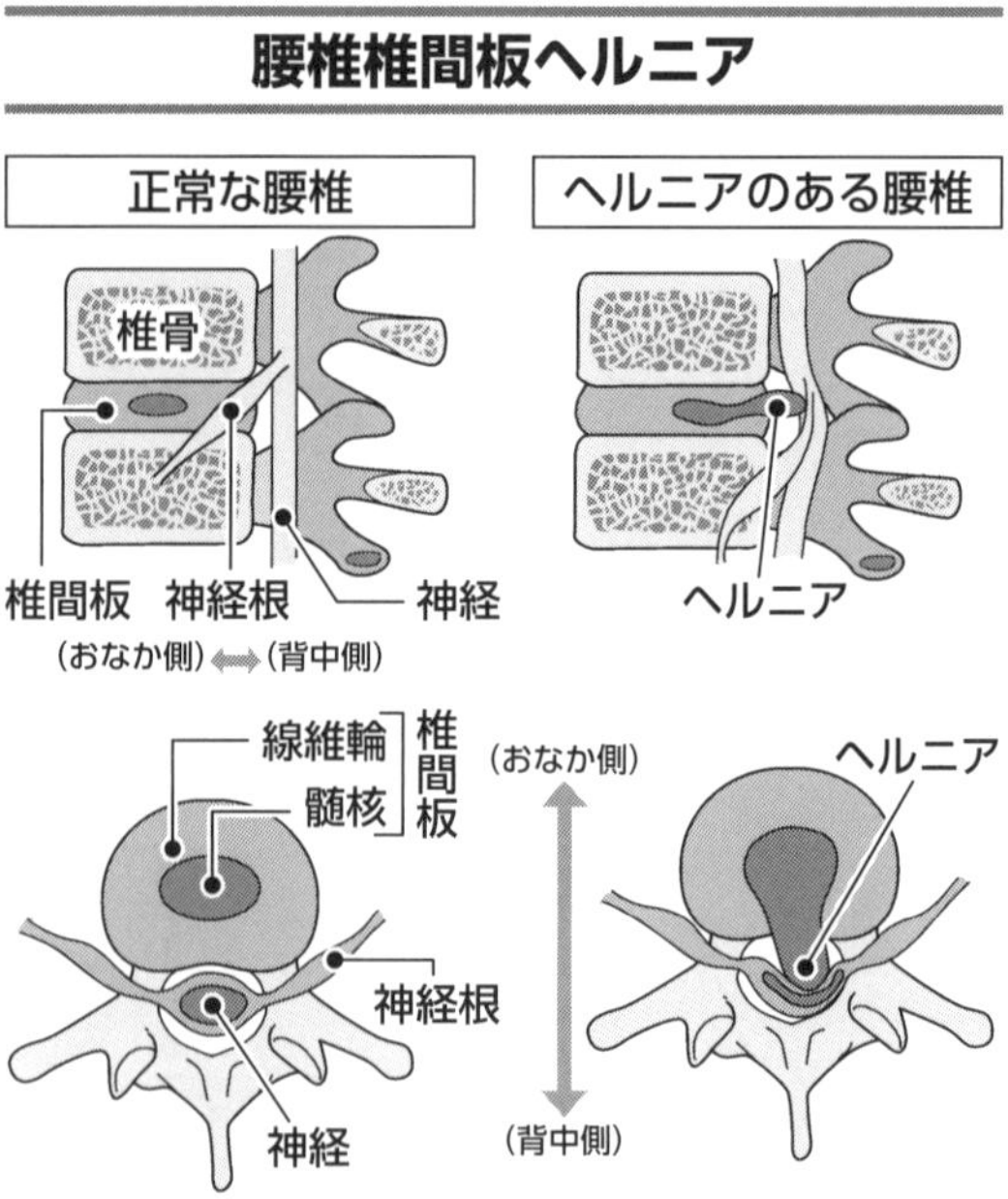

また、神経への圧迫が軽く、炎症を起こしていない場合は、痛みやしびれなどの症状が現れなかったり、自然にヘルニアが引っ込んで治ったりすることもあります。

（久野木順一）

Q21 腰椎椎間板ヘルニアにはどんな種類がありますか？

腰椎椎間板《ようついついかんばん》ヘルニアには、＊ヘルニアの脱出の程度による分類と、神経の圧迫状態による分類があります。

ヘルニアの脱出の程度による分類では、髄核《ずいかく》がずれているが、まだ線維輪（髄核の周囲にある線維組織）の内部に留まっている「突出型」、ずれた髄核の一部が線維輪を突き破って外へはみ出る「脱出型」、線維輪を突き破った髄核の一部が、さらに後縦靱帯《こうじゅうじんたい》（椎体を縦につなぐ丈夫な線維組織）も突き破って脊柱管《せきちゅうかん》（背骨の神経の通り道）の中へはみ出る「後縦靱帯脱出型」、脊柱管の中へはみ出た髄核の一部が分離

ヘルニアの脱出程度による分類

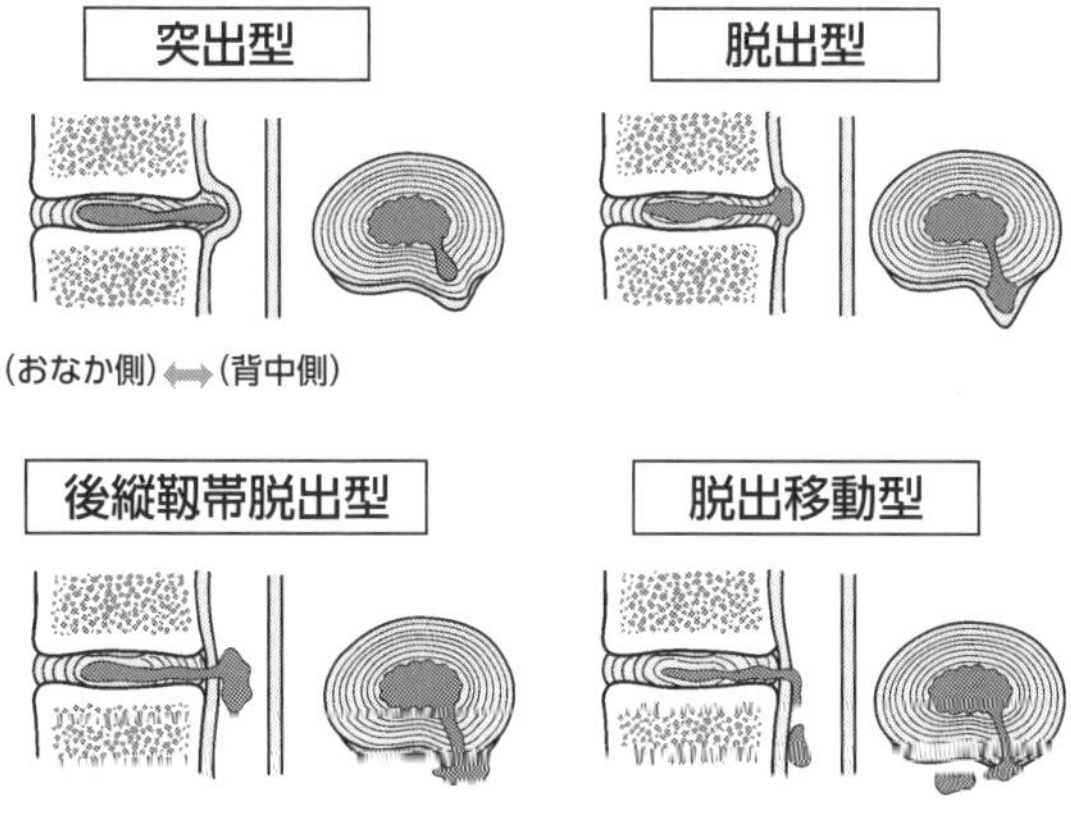

＊ヘルニア＝体の臓器や組織が本来あるべき位置から脱出してはみ出た状態にあること。

する「脱出移動型」などがあります。

　腰椎椎間板ヘルニアを、神経の圧迫状態によって分類すると、次の2つのタイプがあります。

神経の圧迫状態による分類

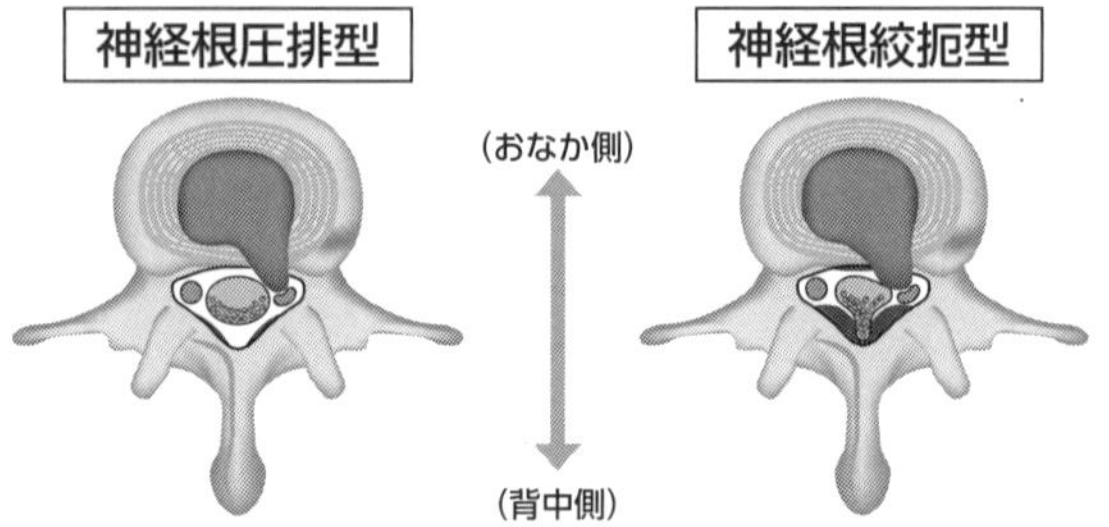

「神経根圧排《あっぱい》型」は、ヘルニアが神経根（脊髄《せきずい》から左右に枝分かれした神経が背骨を出る部分の根もと）だけを圧迫しているものです。重症度でいうと軽度〜中等度の状態で、間欠性跛行《はこう》（こま切れにしか歩けなくなる症状）などは見られません。
「神経根絞扼《こうやく》型」は、神経根を圧迫するヘルニアと腰部脊《せき》柱管狭窄《ちゅうかんきょうさく》症（39ページ参照）を併発しているものです。腰部脊柱管狭窄症で脊柱管が狭まっているところにヘルニアが起こった状態で、腰を反らしても前かがみになっても痛みが起こります。中等度〜重度の状態で、しばしば間欠性跛行も見られます。さらに悪化すれば腰を動かせなくなったり、馬尾《ばび》症状が現れたりすることもあり、その場合は早期に手術が必要です。
（久野木順一）

Q22 腰椎椎間板ヘルニアがどこで起こっているか、わかりますか？

どんな症状がどこに現れているかを見ることで、腰椎《ようつい》（背骨の腰の部分）のどこでヘルニアが起こっているかが、ある程度わかります。末梢《まっしょう》神経は脊髄《せきずい》（背骨の中を通る中枢《ちゅうすう》神経）から分岐し、それぞれ特定の部位の感覚を支配しています。そのため、症状が現れた部位を見れば、どの椎骨《ついこつ》の部分から出た神経かを推測できます。

例えばお尻《しり》から太ももの外側、足の甲にかけて坐骨《ざこつ》神経痛が見られ、かかとで立つことができなかったり、足でグーの形を作れなかったりする場合は、第４・第５腰椎の間でヘルニアが起こっていると推測できます。ヘルニアが起こりやすい部分について、どこにどんな症状が出るかを次ジペーの表にまとめたので目安にしてください。

ただし、神経の圧迫部位と症状の現れている部位は、必ず一致するとはかぎりません。どこでどんなタイプのヘルニアが起こり、何番めの腰神経を圧迫しているか診断を確定するためには、医療機関でＭＲＩ（磁気共鳴断層撮影）などの画像検査や各種神経学的検査が必要です。

（久野木順一）

腰椎椎間板ヘルニアの発生部位と症状の対応

	第3・第4腰椎間にヘルニアが発生	第4・第5腰椎間にヘルニアが発生	第5・仙椎間にヘルニアが発生
圧迫される部位	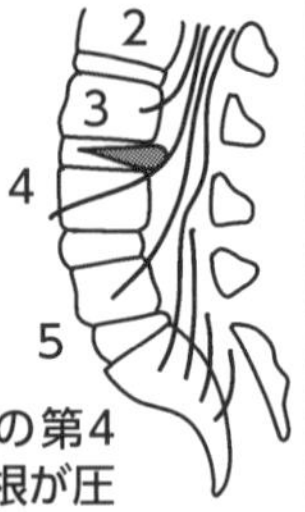 腰椎の第4神経根が圧迫される	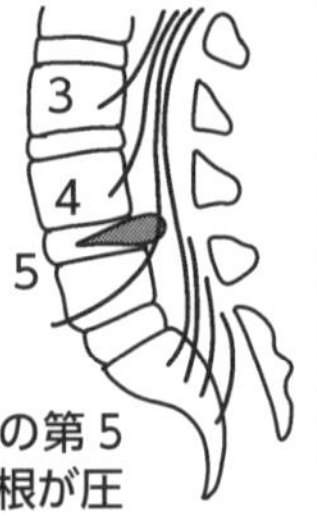 腰椎の第5神経根が圧迫される	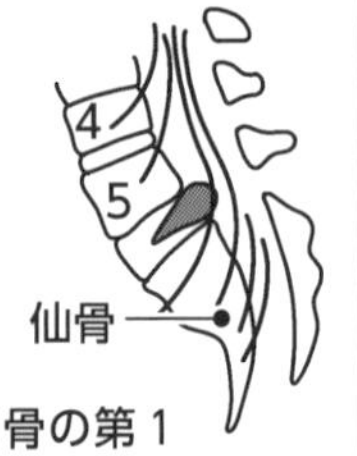 仙骨の第1神経根が圧迫される
痛み・しびれが現れる部位	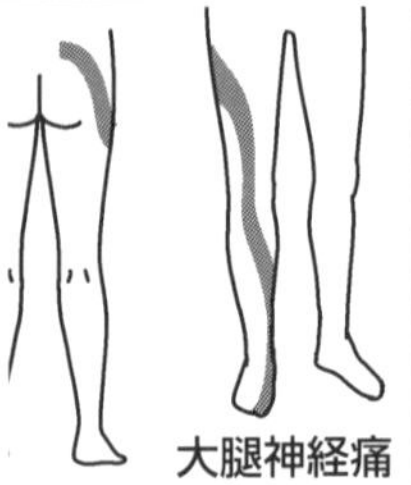 大腿神経痛（お尻、太ももの外側〜前面、すね）	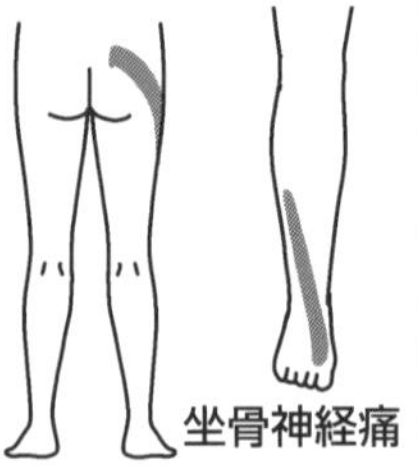 坐骨神経痛（お尻、太ももの外側〜後ろ、すねの外側、すね、足の甲側）	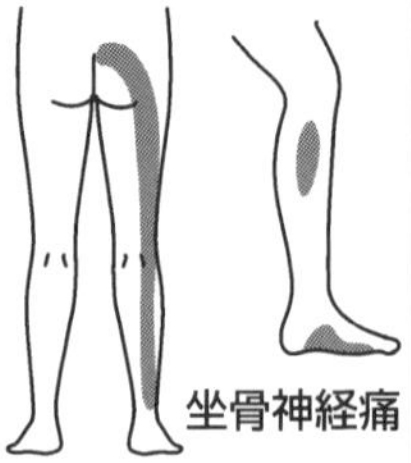 坐骨神経痛（お尻、太ももの後ろ、ふくらはぎ、足裏）
特徴的な症状	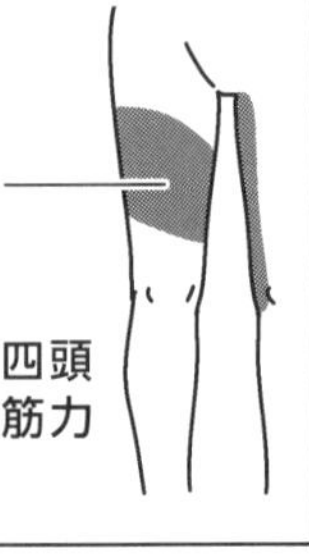 大腿四頭筋の筋力低下	かかと立ちが困難・不能 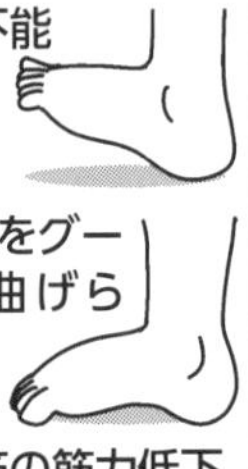 足・足指をグーの形に曲げられない 前脛骨筋の筋力低下	爪先立ちが困難・不能 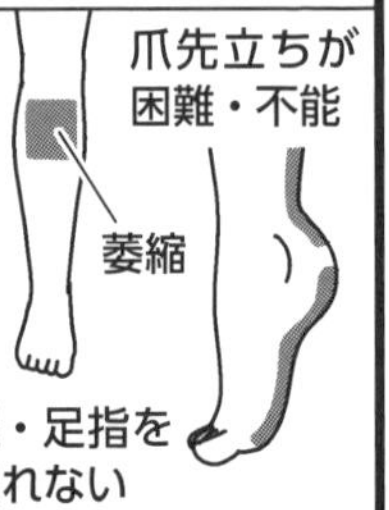 足・足指を反れない 腓腹筋の筋力低下

腰椎椎間板ヘルニアが多く発症するのは第4・第5腰椎の間と、第5腰椎と仙骨の間。この2ヵ所だけで全体の約 90%を占める。

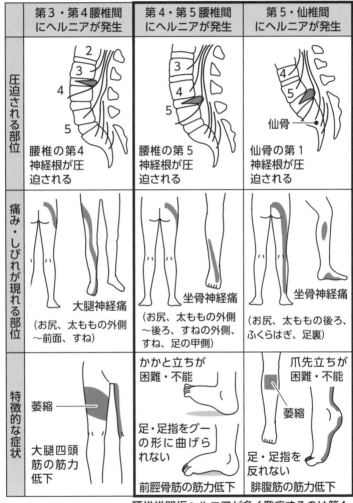

Q23 坐骨神経痛の原因になる「腰椎変性すべり症」とはどんな病気ですか？

腰椎《ようつい》すべり症は、腰椎の椎骨《ついこつ》どうしが前後方向にずれることで脊柱管《せきちゅうかん》（背骨中央の神経の通り道）や椎間孔《こう》（脊髄《せきずい》から分岐した神経の出口）が狭まり、神経を圧迫する病気です。

このうち椎弓《ついきゅう》が分離して起こるものを「腰椎分離すべり症」（51ページ参照）、椎間板《ついかんばん》や椎骨などの組織の変性が原因で起こるものを「腰椎変性すべり症」といいます。

椎間板（椎骨と椎骨をつなぐ軟骨組織）は、20歳を超えるころから変性（老化）が始まり、結合力が弱くなります。そこに悪い姿勢や筋力低下などの要因が加わると、椎骨が体の前方へずれてしまうのです。

また、椎骨が前へすべり出るのを防いでいる椎間関節が、加齢によってもろくなったり、すり減ったりするこ

腰椎の構造

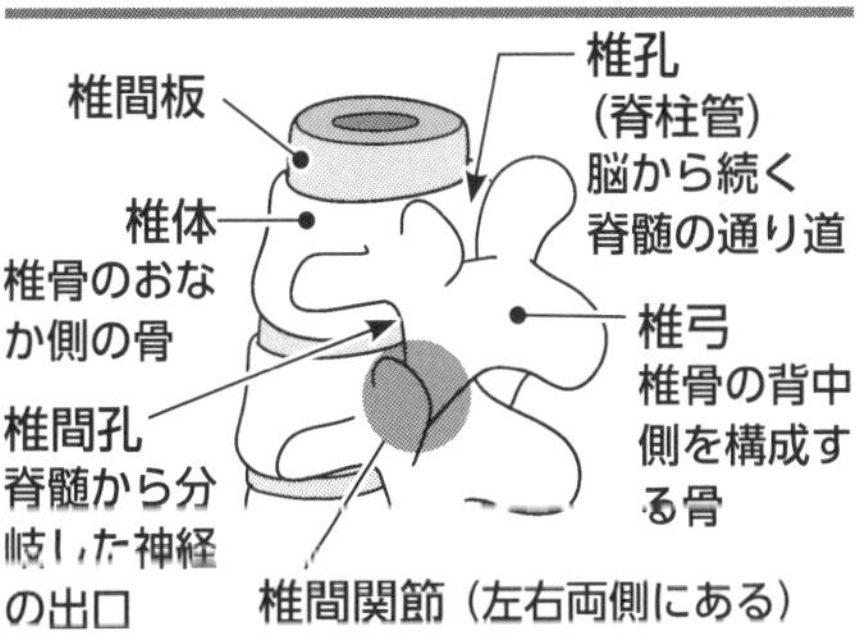

腰椎変性すべり症

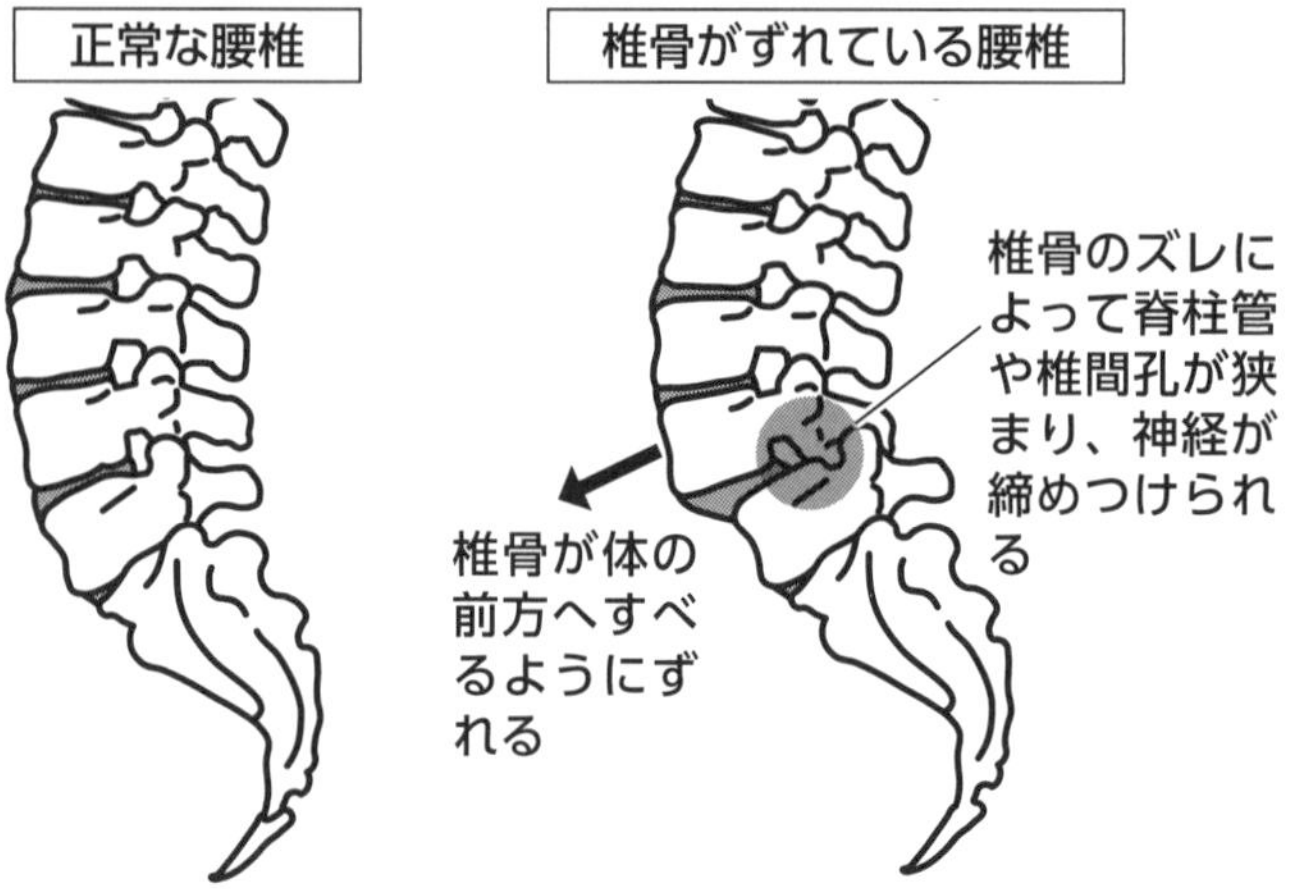

正常な腰椎
椎骨がずれている腰椎
椎骨のズレによって脊柱管や椎間孔が狭まり、神経が締めつけられる
椎骨が体の前方へすべるようにずれる

とも、腰椎のズレが起こる原因となります。

椎間板や椎間関節の老化は背骨全体で起こります。ただ、腰椎は胸の肋骨《ろっこつ》のように支えになる骨格がなく、周囲には筋肉と靱帯《じんたい》（骨と骨をつなぐ丈夫な線維組織）しかないうえ、動作や姿勢によって大きな負荷がかかる部位なので、変性すべり症を発症しやすいのです。実際、腰椎変性すべり症のほとんどは、腰椎の中でも負荷がかかりやすい第4腰椎が、体の前方へすべるケースがほとんどです。

腰椎変性すべり症は中高年の女性に多く見られ、腰痛のほか、お尻《しり》から足にかけての痛み・しびれ、足部や足の指の脱力感、間欠性跛《は》行《こう》（こま切れにしか歩けなくなる症状）といった坐《ざ》骨《こつ》神経痛の症状が現れます。

（久野木順一）

Q 24
「腰椎分離症」「腰椎分離すべり症」とはどんな病気ですか？

腰椎《ようつい》分離症とは、腰椎（背骨の腰の部分）の椎弓《ついきゅう》（椎《つい》骨《こつ》の背中側を構成する骨）にヒビが入って分離している状態、いわば椎弓の骨折です。

ただし、事故による骨折のように一度にポッキリと折れるわけではなく、腰をひねったり反らしたりといった運動をくり返すことにより、徐々にヒビが深くなっていきます。そのため、体がまだ軟らかく激しい運動をする子供（10〜14歳）や、スポーツ選手などに多く見られます。

分離が起こると、椎骨と椎骨の間を連結するものが椎間板だけになってしまうため、腰椎が不安定になります。すると、周囲に無理な力がかかり、神経が刺激

腰椎分離症

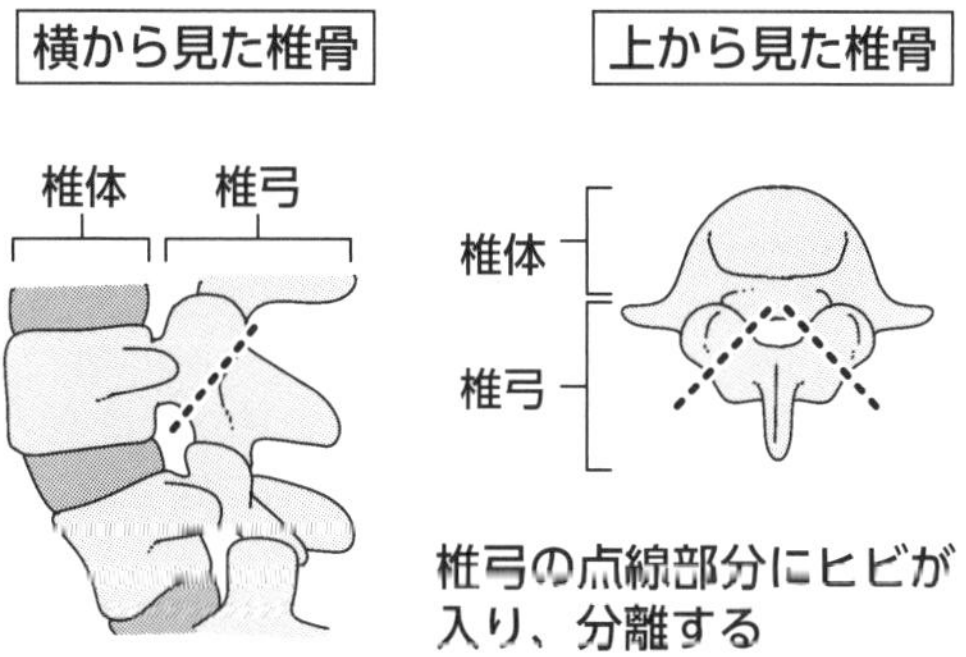

椎弓の点線部分にヒビが入り、分離する

されて強い腰痛が起こります。痛みは腰を後ろに反らせたときに強まるのが特徴で、さらに、坐骨《ざこつ》神経につながっている神経が圧迫されれば坐骨神経痛も起こります。若いうちに発症していても症状が現れないことも多く、大人になってから腰痛が起こり、発見されることもあります。また、発症から早期のうちにコルセットなどで腰椎の動きを制限すれば、ヒビの入った部分がくっつく場合もあります。

腰椎分離すべり症は、分離の起こった椎骨の下の椎間板が変性し、椎体が体の前面へすべる病気です。腰椎変性すべり症（49ページ参照）ではほとんどは第4腰椎が前にすべりますが、腰椎分離すべり症は第5腰椎に分離が起こってすべることが多いのが特徴です。腰椎分離症から腰椎分離すべり症を発症する割合は、約10～20％といわれています。

すべった部位の椎間板が狭まると、腰痛・坐骨神経痛の症状が現れます。保存療法を行っても痛みなどの症状が改善しないときは、手術で神経への圧迫を取り除いたり、分離した腰椎を固定したりする場合もあります。

（久野木順一）

腰椎分離すべり症

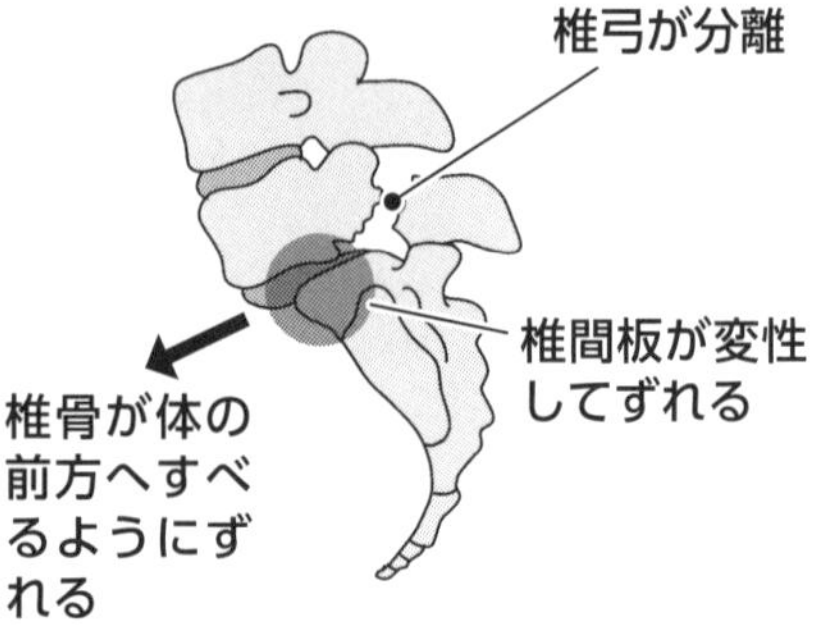
椎弓が分離
椎間板が変性
してずれる
椎骨が体の
前方へすべ
るようにず
れる

第3章

坐骨神経痛の症状についての疑問9

Q25 坐骨神経痛では、具体的にどんな症状が現れますか？

代表的な症状としては次のようなものがあります。多くの場合は、左右どちらか片側に症状が現れます。

①**痛み・しびれ**……お尻《しり》・太もも（外側・裏側）・ふくらはぎ（外側）・すね・足部（甲・足裏・足指）などの痛み、しびれ、張りなど。

②**知覚障害**……灼熱感《しゃくねつ》（ほてり）、冷感、締めつけ感、だるさ、脱力感。

③**立位・歩行時の痛み・しびれ**……立っているときにお尻から下肢《かし》にかけての痛みやしびれが増す。歩行中に痛みやしびれなどが現れて歩けなくなり、少し休むと回復する（間欠性跛行《はこう》）。

④**馬尾《ばび》症候群**……馬尾（脊髄《せきずい》の下端の神経の束）が圧迫・刺激されている場合は、左右両側のお尻や下肢にしびれ、感覚異常（冷感・灼熱感《しゃくねつ》、足裏にものが貼《は》りついたような違和感）、マヒ、重度の間欠性跛行（数分、数歩しか歩けないなど）、排尿・排便障害（尿もれ・便もれ・便秘など）。

（渡辺航太）

Q26 「痛み」には、どんな特徴がありますか？ 鈍痛ですか？ 激痛ですか？

一般に、急性の激痛を感じるケースが多いのは、腰椎椎間板《ようついついかんばん》ヘルニアが原因で起こる坐骨《ざこつ》神経痛です。軽度～中等度の腰椎椎間板ヘルニアでは、前かがみになると痛みが増すという特徴があります。ヘルニアが生じているところへ、中腰で荷物を持ち上げたり、前かがみで顔を洗ったりといった動作や姿勢が加わると、髄核《ずいかく》（椎間板内部にあるゼリー状の組織）が移動してはみ出た部分が大きくなり、神経が強く刺激されて激痛となります。ただ、ヘルニアが起こった部位によっては、神経への圧迫が軽く、痛みもそれほどではなかったり、無症状だったりする場合もあります。

一方、脊柱管狭窄症《せきちゅうかんきょうさくしょう》や腰椎すべり症、変形性腰椎症（変形性脊椎症《せきつい》）が原因の場合の症状は、鈍痛となるケースがほとんどです。これらの病気は、加齢や、なんらかの姿勢や動作のくり返しなどに伴って徐々に進行します。そのため、病状の進行も比較的ゆっくりで、多くは鈍い痛みや重だるさなどを感じます。また、腰を反らすと痛みが強くなるという特徴があります。

（渡辺航太）

Q27 「しびれ」にはどんな特徴がありますか？

しびれとは、末梢《まつしょう》神経のうち、体の各部の感覚を脳などの中枢《ちゅうすう》神経系へ伝える「知覚神経」が障害され、電気信号の伝達に異常が起こって現れる症状です。坐骨《ざこつ》神経は運動神経と知覚神経の両方の機能を持っているため、坐骨神経痛では、しばしばしびれの症状が現れます。

一般にはピリピリ、ジンジンした感じがする「異常知覚」をしびれととらえますが、ほかにも、熱い・冷たいなどがわかりにくくなる「感覚マヒ（感覚鈍麻《どんま》）」や、全く感覚がなくなる「感覚消失」、わずかな刺激を大きく感じる「感覚過敏」も知覚神経の障害から起こり、しびれの一種と考えられます。

しびれの感覚は本人にしかわからないものなので、「チリチリ」「ジーン」「チクチク刺される感じ」「ムズムズする」「皮膚がつる感じ」など、表現も多様です。痛みとしびれを厳密に分けるのは難しいため、患者さんによっては、軽い痛みを「しびれ」という場合もあります。また、下肢《かし》をうまく動かせない程度の軽い運動マヒ（運動神経の障害）を「しびれ」と表現する人もいます。

（渡辺航太）

Q28 痛みで一度に長く歩けないのですが、これも坐骨神経の圧迫が原因ですか？

　歩いていると足の痛みやしびれが強まって歩けなくなるが、しばらく休むと症状が治まり、また歩けるようになる症状を「間欠性跛行《はこう》」といいます。原因は、坐骨《ざこつ》神経そのものが圧迫されているからとはかぎりません。

　多くは、腰椎《ようつい》（背骨の腰の部分）の脊柱管《せきちゅうかん》（背骨中央の神経の通り道）が狭まり、神経が圧迫される腰部脊柱管狭窄《きょうさく》症や、動脈硬化により下肢《かし》の血管が狭まって血流が滞り、末梢《まっしょう》神経が障害される**末梢動脈疾患《しっかん》**（ＰＡＤ。閉塞《へいそく》性動脈硬化症ともいう。34ページ参照）によって起こります。

　腰部脊柱管狭窄症の場合は、脊柱管が狭まって内部の馬尾《ばび》という神経や神経根（脊《せき》髄《ずい》から左右に枝分かれした神経が背骨を出る部分の根もと）が締めつけられ、坐骨神経に影響が及んで痛みやしびれが現れ、間欠性跛行が起こります。末梢《まっしょう》動脈疾患の場合は、動脈硬化で血流が減って酸素や栄養が送られなくなることから下肢の末梢神経に障害が起こって痛みが生じ、長く歩きつづけることができなくなります。（渡辺航太）

Q29 「マヒ」も起こるそうですが、どんな症状が現れますか？ しびれとは何が違うのですか？

末梢《まっしょう》神経のうち体性神経には、脳からの指令を体の各部へ伝えて体を動かす「運動神経」と、体の各部から脳へ感覚を伝える「知覚神経」がありますが、坐骨《ざこつ》神経は両方の機能を持っています（26ページ参照）。

自分の意志で体（一部または全部）を動かせないか、動かしにくい状態を「マヒ（運動マヒ）」といい、運動神経の障害によって起こります。坐骨神経痛の運動マヒは主に下肢《かし》に現れ、**爪先立ちやかかと立ちができない、足指でグーを作れない**などの症状が現れます。重症になると、**足首から先を持ち上げようとしても垂れ下がってしまう「下垂足《かすいそく》」**になることもあります。

一方、知覚神経の障害で感覚が鈍る「**感覚マヒ（感覚鈍麻《どんま》）**」やピリピリ、ジンジンした感じがする「**異常知覚**」を一般に「**しびれ**」といいます。坐骨神経痛は広範囲の知覚神経に影響が及ぶため、お尻《しり》から下肢にかけてさまざまな部位で起こります。しびれが強く下肢をうまく動かせない運動マヒを伴うこともあります。

（渡辺航太）

Q30 症状が出る場所が変わってきましたが、そんなことありますか？

坐骨《ざこつ》神経痛の原因となる腰部脊柱管狭窄症《せきちゅうかんきょうさくしょう》では、1年、2年と時間が経過するうちに、症状を感じる部位が移動することがあります。

例えば、最初はお尻《しり》がしびれていたのに、だんだん下のほうへ広がり、足先までしびれてきたといったようなことが起こります。症状は広がらずに移動する場合もあり、方向も上から下とはかぎらず、足からお尻へと上へ向かったり、右足から左足へ移ったりすることもあります。

このような症状の拡大・移動を専門的には「センソリーマーチ」（感覚の行進）といいます。特に馬尾《ばび》（脊髄《せきずい》の下端の神経の束）が圧迫・刺激されているタイプに多く、間欠性跛行《はこう》（こま切れにしか歩けなくなる症状）の症状がある人が歩いているうちに、痛みを感じる部位が変わってくることもよくあります。時間の経過や姿勢、動作によって神経が圧迫される範囲が広がったり、圧迫される場所が変わったりすることが原因と考えられます。

（渡辺航太）

Q31 悪化すると頻尿や便秘がひどくなるそうですが、本当ですか？

坐骨《ざこつ》神経痛の原因となる腰椎椎間板《ようついついかんばん》ヘルニア、腰部脊柱管狭窄症《せきちゅうかんきょうさくしょう》が重症になると、脊柱管（背骨中央の神経の通り道）内部の馬尾《ばび》という神経が圧迫され、膀胱《ぼうこう》や直腸の働きを支配して排泄《はいせつ》をコントロールしている神経に影響が及び、排尿・排便障害を起こすことがあります。

排泄《はいせつ》には、「ためる」「排出する」というプロセスがあります。ためるほうに障害が起こると、**尿もれ**（尿失禁）**・便もれ**（便失禁）、尿の回数が異常に多い頻尿といった症状が現れます。排出の障害には、尿が出にくくなる**排尿困難**、全く出なくなる尿閉、**便秘**などがあります。「ためる」「排出する」の両方に障害が出て、トイレに行っても尿が出ないのに、思わぬところで失禁してしまうといったことも起こります。

失禁や頻尿は日常生活に大きな困難をもたらします。また、尿閉や便秘は、感染症や腎臓《じんぞう》の障害、痔《じ》、大腸の潰瘍《かいよう》、腹膜炎といった合併症につながりかねないので、排尿・排便障害の症状が現れたら、早急に専門医を受診すべきです。

（渡辺航太）

Q32 どんな症状が現れたら、医療機関に行くべきですか？

急性の腰痛は自然に軽快することが多い一方、慢性的な腰痛は一般に自然経過がよくないとされています。*腰痛と関係の深い坐骨《ざこつ》神経痛も同様で、軽い坐骨神経痛なら、ストレッチなどで体を動かすだけで症状が軽減することも少なくありません。

しかし、急性の痛みをくり返すうちに、慢性的な症状へ移行する場合もあります。また、自分で「坐骨神経痛だ」と思っても、その痛みやしびれの原因として、脊髄《せきずい》（脳から続く中枢《ちゅうすう》神経）などの腫瘍《しゅよう》や、動脈硬化による末梢《まっしょう》血管の障害といった重大な病気が隠れているかもしれません。２～３週間ストレッチや体操などを行っても症状が軽減しない場合は受診をおすすめします。

ただし、痛みやしびれが強く日常生活が困難な場合は、すぐ受診してください。とりわけ、馬尾《ばび》症候群（54ページ参照）の症状が出ている場合は、ただちに受診が必要です。手術などの治療が遅れれば神経が回復不可能なほど強いダメージを受けてしまい、しびれや排尿・排便障害などの後遺症が残る可能性が大きくなるからです。（渡辺航太）

＊『腰痛診療ガイドライン2019』日本整形外科学会・日本腰痛学会監修

Q33 坐骨神経痛のつらさは、いったいいつまで続くのですか？ 手術が必要になりますか？

坐骨《ざこつ》神経痛の原因となる病気のうち、比較的若い人に多い腰椎椎間板《ついかんばん》ヘルニアの場合、良性であれば、ヘルニアが自然に小さくなって引っ込むことが多く、およそ3カ月で80％の人が自然治癒するといわれています。ヘルニアが引っ込めば神経への圧迫が減り、だんだん坐骨神経痛も治まってきます。

これに対し、症状が長引きやすいのが、腰部脊柱管狭窄症《せきちゅうかんきょうさく》が原因の場合や、脊柱管の狭窄（背骨中央の神経の通り道が狭くなること）にヘルニアが合併して起こる坐骨神経痛の場合です。脊柱管の狭窄は、加齢によって靱帯《じんたい》（骨と骨をつなぐ丈夫な線維組織）や骨などの組織の変性・変形が原因で起こります。このような変化は加齢とともにゆっくりと進むため、症状もゆっくりと現れて長引くことが多くなるのです。

いずれにしても、坐骨神経痛の痛みやしびれなどの症状が強い場合は、我慢せず早めに専門医を受診しましょう。早く原因を特定して適切な治療をすれば治療の効果が得られやすく、経過もよくなり、手術を回避できる可能性も高まります。（渡辺航太）

第4章

坐骨神経痛の診察・検査についての疑問8

Q34 診察を受ける医療機関・医師はどう選べばいいですか？

坐骨《ざこつ》神経痛を疑う場合、まずは整形外科か脳神経外科を受診します。その中でも、脊椎《せきつい》・脊髄《せきずい》を専門とする医師を受診することをおすすめします。

症状が現れているのがお尻《しり》や下肢《かし》でも、その原因は脊椎・脊髄にあることが多く、専門的な知識による診断が必要になるからです。

専門医を探すには、以下の学会ホームページが便利です。**日本整形外科学会**(https://www.joa.or.jp/)が認定した脊椎脊髄病医、**日本脊椎脊髄病学会**(http://www.jssr.gr.jp/)が認定した脊椎脊髄外科指導医、**日本脊髄外科学会**(http://www.neurospine.jp/)が認定した指導医・認定医のいる医療機関を、それぞれのホームページで検索できるようになっています。

あるいは、住まいの近くの整形外科や脳神経外科のクリニックを受診し、症状によって、専門医のいる医療機関を紹介してもらうという方法もあります。

（渡辺航太）

Q35 初診から大きい病院を受診したほうがいいですか？

比較的症状が軽い場合は、まずはかかりつけ医を受診するといいでしょう。初めから大きな病院に行っても、医師は患者さんについて何も知らない状態からの診療となり、非効率の場合があります。特に高血圧や糖尿病などの持病があって通院している人は、自分の病状をよく知る医師に症状を話して相談すれば、原因を早く特定したり、その人に合った適切な治療を受けられたりする可能性が高くなります。かかりつけ医で対応が難しい場合は、脊椎《せきつい》・脊髄《せきずい》を専門とする、日本整形外科学会の脊椎脊髄病医や日本脊椎脊髄病学会の指導医、日本脊髄外科学会の指導医・認定医（右ジペー参照）がいて、検査に必要なＣＴ（コンピュータ断層撮影）やＭＲＩ（磁気共鳴断層撮影）などの設備が整った専門病院や総合病院、大学病院を紹介してもらうことができます。

ただし、足の力が明らかに弱まったり排尿・排便障害があったりする場合は、緊急手術が必要なことがあります。手術が遅れ、後遺症が残るのを防ぐためにも、最初から設備の整った脊椎・脊髄専門の診療科がある病院を受診しましょう。（渡辺航太）

Q36 問診では、何を聞かれますか？

問診は、医師が患者さんから情報を得て、治療方針を立てるために欠かせない、重要な手順です。正確な病状を伝えられるよう、あらかじめ要点を整理して、メモにまとめておくと、問診がスムーズに進みます。

①症状のある部位……どこにどのような症状があるか、体の部位を伝える。簡単な絵で示してもいい。頭や腰、おなかなど、関係がなさそうに思える部位でも、痛みなどの症状があればすべて伝える（脳やほかの臓器に原因がある可能性もある）。

②症状の時間的な経過……いつ症状に気づいたか、突然か、徐々に症状が強まったか、症状の変化など。発症のきっかけ（重い物を持ったなど）があればその説明。

③症状が強く出る動作や姿勢など……安静時の症状の有無、歩行時や作業時など、特定の動作や姿勢で症状が強まる場合はその説明。仕事や日常生活の内容など。

④これまでの治療経験……坐《ざ》骨《こつ》神経痛や腰痛以外でも、糖尿病、高血圧など生活習慣病や心臓病などの持病があれば伝える。服薬している場合は薬剤名も伝える。

⑤その他……喫煙や飲酒など生活習慣、家族の病歴など。

（渡辺航太）

Q37 初診時に医師に確認しておくべきことはなんですか？

現代の医療で重要視されるのはインフォームド・コンセント（十分な説明と同意）です。医師から治療内容などについて十分に説明を受け、患者さんがよく理解したうえで同意し、治療方法を選択するという流れで診療が進みます。

患者さんは医師の説明を聞くだけではなく、必要に応じてメモなどを取りながら、わからないことは質問し、要望があれば伝えて、相互の理解を深める必要があります。

自分の病気がどんなものか、治療によりどのような経過でどのような結果をめざすのかについての理解は、患者さんが治療に取り組む動機づけという点でも重要です。自分の病気をよく理解しているほうが、よりいい治療効果が期待されます。（渡辺航太）

初診時の確認事項（例）

- どんな病気か
- どんな治療を行うか
- 治療を受けるとどうなるか
- 治療を受けないとどうなるか
- ほかの治療法はあるか
- 治療期間はどれくらいか
- この病院での治療成績はどうか
- 治療の費用はどれくらいか
- 日常生活での注意点　　　など

Q38 病院では、どんな検査を受けますか？

坐骨《ざこつ》神経痛の病状や、原疾患《しっかん》（症状のもとになる病気）を特定するために行われる検査には、次のようなものがあります。

①理学的検査

医師が患者さんの体を観察する検査です。具体的には、視診・触診・打診の3つがあります。視診では、患者さんが立ったり歩いたりしたときの姿勢、座り方、歩き方、体の動かし方などを見て、体の状態を観察します。

このほか、背骨や腰、足などを手で触ったり（触診）、体を軽くたたいたり（打診）することもあります。

②神経学的検査

原因がどの神経にあるかを調べるための検査です（左ジペー参照）。

③画像検査（画像診断）

神経学的検査で推定される原疾患を確認したり、よりくわしく調べる必要がある場合は、画像検査を行います（70ジペー参照）。

（渡辺航太）

Q39 「神経学的検査」では、何を行いますか？

神経学的検査には、次のようなものがあります。

①**前屈・後屈、爪先立ちなど**……立って上体を前後左右に動かし、痛みなどの変化や動かせる範囲を見たり、爪先立ちして足の筋力などを見る。

②**ＳＬＲテスト（下肢《かし》伸展挙上テスト）・ラセーグテスト**……ＳＬＲテストはあおむけに寝た患者さんの片足を医師が持ち上げる。ラセーグテストはあおむけで片足の股《こ》関節とひざを直角に曲げた状態から少しずつ伸ばしていく。どちらも腰仙骨《ようせんこつ》神経（腰椎《ようつい》・仙骨から出て坐骨神経につながる神経）に異常があれば途中で強い痛みが出るため、坐骨神経痛の診断に有効とされる。

③**反射検査**……ひざやアキレス腱《けん》をゴム製のハンマーで軽くたたき、反応を見る。

④**徒手筋力検査**……医師が患者さんの下肢を持って力を加え、下肢の各部位の筋肉の力を見る。

（渡辺航太）

SLRテスト（下肢伸展挙上テスト）

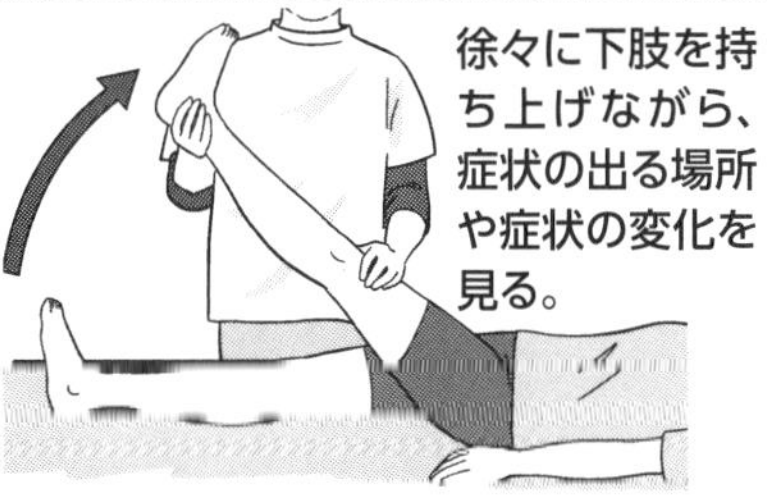
徐々に下肢を持ち上げながら、症状の出る場所や症状の変化を見る。

Q40 レントゲン、CT、MRIの画像検査は、なんのために行われますか？

神経学的検査から得られた知見をもとに、腰椎《ようつい》（背骨の腰の部分）の状態をさらにくわしく調べる必要がある場合は、画像検査を行います。坐骨《ざこつ》神経痛の診断では、次のような検査が行われます。

①**単純レントゲン（X線）検査**……X線を体に当てて透視し、骨などの状態を調べる。椎骨《ついこつ》のズレや変形、靱帯《じんたい》（骨と骨をつなぐ丈夫な線維組織）の骨化、腫瘍《しゆよう》などを見ることができる。

②**CT（コンピュータ断層撮影）**……体のまわりで装置を回転させながらX線を当て、透過したX線量をコンピュータで解析し、人体の断層画像を作る。単純レントゲン（X線）検査よりも詳細な骨の画像情報が得られる。

③**MRI（磁気共鳴断層撮影）**……強い磁気を体に当てて得られる情報をコンピュータで解析して画像化する。椎間板《ついかんばん》・筋肉・神経といった軟らかい組織を鮮明に映し出すことができる。

（渡辺航太）

画像検査の画像例（レントゲン・CT・MRI）

単純レントゲン（X線）

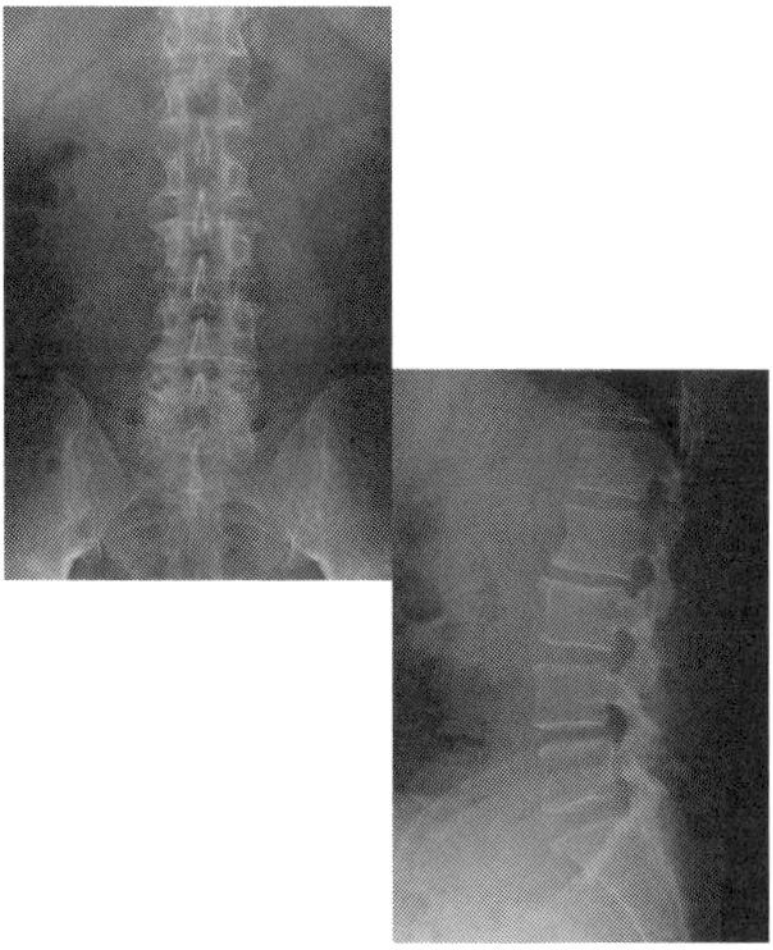

CT（コンピュータ断層撮影）

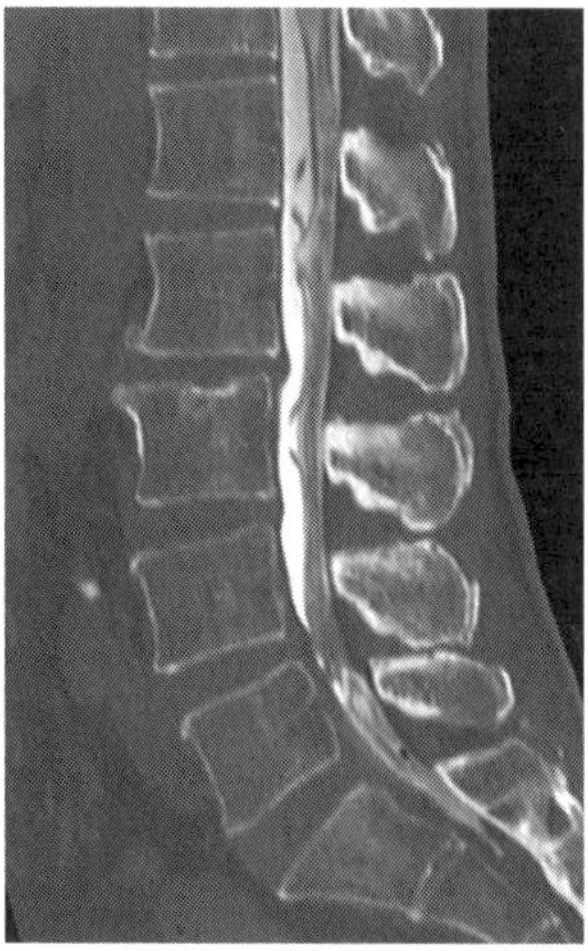

MRI（磁気共鳴断層撮影）

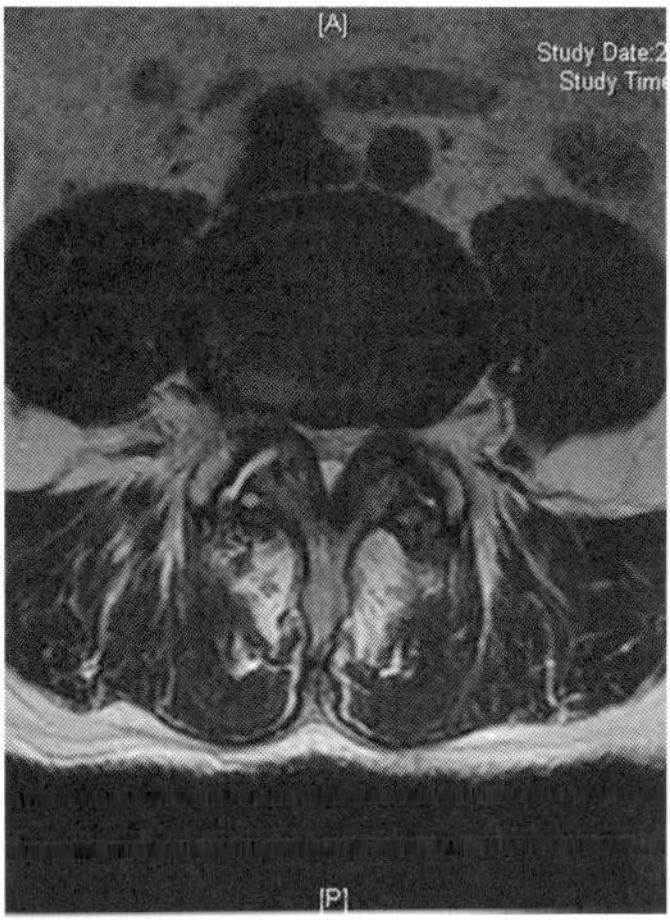

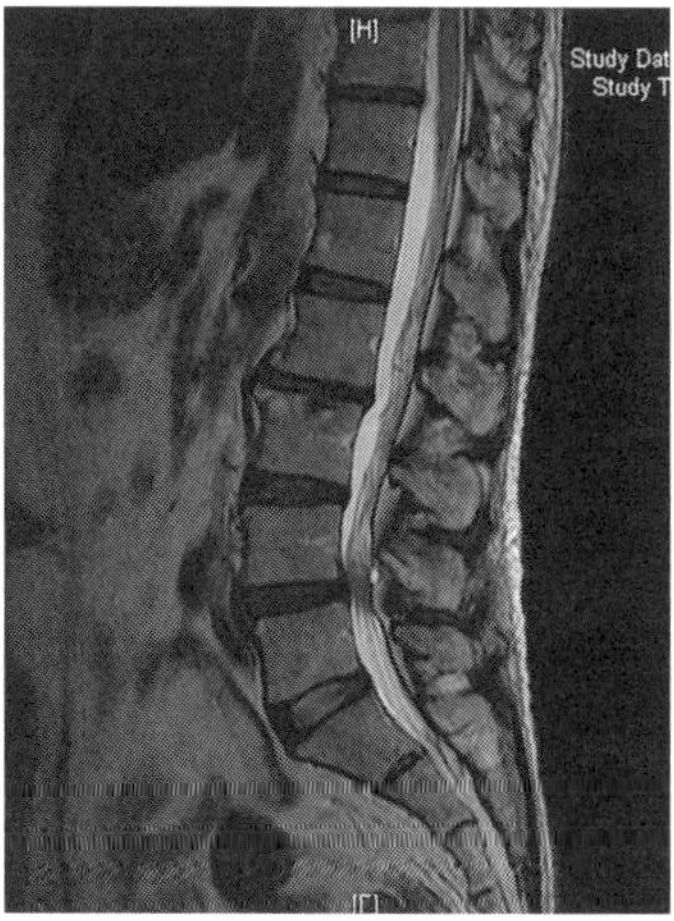

Q 41 「脊髄造影」とはどんな検査ですか？

腰椎《ようつい》（背骨の腰の部分）から神経組織を包む硬膜の中に造影剤を注入して体を動かしながらX線を当てて撮影し、脊柱管《せきちゅうかん》（背骨中央の神経の通り道）内の神経が圧迫されている位置や圧迫の程度を調べる検査です。

脊髄造影（ミエログラフィー）

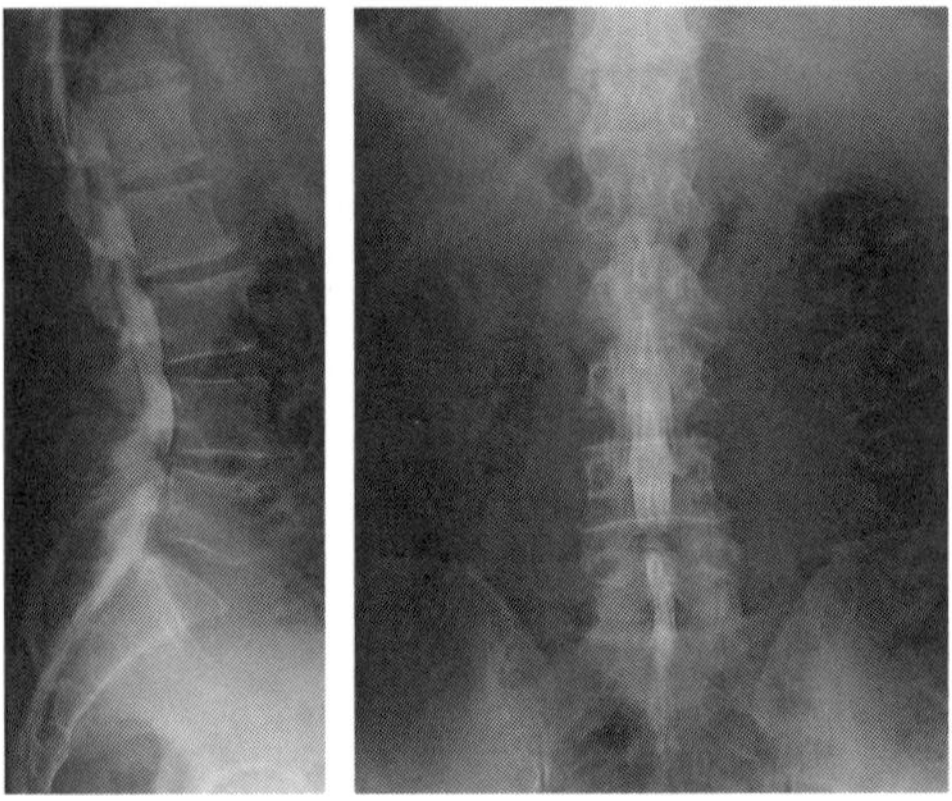

上の写真で白っぽく見えている部分が脊柱管を示します。ＭＲＩよりも鮮明に脊柱管と神経の状態を見ることができます。さまざまな姿勢で撮影できるので、姿勢によって脊髄《せきずい》や周辺の組織がどう変化するかがわかるという利点もあります。

造影剤注入時の痛みがあるほか、腎《じん》機能が低下している人は行えなかったり、まれにアレルギー反応が起こったりする可能性があるので、通常は、手術を前提とした検査で行われます。

（渡辺航太）

第5章

坐骨神経痛のタイプについての疑問10

Q 42 坐骨神経痛には3つのタイプがあるのですか？ くわしく教えてください。

坐《ざ》骨《こつ》神経痛の大半は、腰椎《ようつい》（背骨の腰の部分）の病気が原因で起こります。背骨の椎骨《ついこつ》と椎骨は、椎間板《ついかんばん》という軟骨組織と、椎弓《ついきゅう》（椎骨の背中側を構成する骨）の左右にある2つの椎間関節の、計3点で連結しています。このうち椎間板は背骨のおなか側の重みを支え、椎間関節は背中側を支えています。

加齢による腰部背面の椎間関節のゆがみなどから、骨や靱帯《じんたい》（骨と骨をつなぐ丈夫な線維組織）などの変形・変性が生じ、脊柱管《せきちゅうかん》（背骨の神経の通り道）を狭めて坐骨神経痛を招くことがあります。このタイプを「後屈障害型坐骨神経痛」といいます。

一方、前屈（前かがみ）姿勢を続けていると、椎間板内部の髄核《ずいかく》（椎間板内部にあるゼリー状の組織）に負荷がかかってはみ出て神経を圧迫、炎症を起こして坐骨神経痛となります。このタイプを「前屈障害型坐骨神経痛」といいます。後屈障害型に前屈障害型を合併したタイプもあり、「合併型坐骨神経痛」といいます。

（久野木順一）

椎骨の３点支持

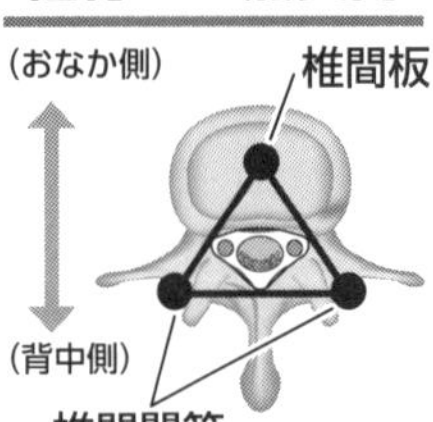

Q 43 坐骨神経痛のタイプの見分け方を教えてください。

坐《ざ》骨《こつ》神経痛のタイプは、簡単なテストで自分でも推測できます。ただし、強い痛みがあって腰が動かせないような場合は、このテストは行わずに、すぐに専門医の診察を受けてください。

靴やスリッパを脱いで足を肩幅くらいに開き、平らな床に立ちます。その状態から上半身を前や後ろへ倒し、症状の変化を見ます（次㌻の図参照）。ふらつく場合は、手すりやイスなどにつかまり、体を支えながら行いましょう。

①腰を後ろに反らすと症状が強まる場合……後屈障害型坐骨神経痛タイプです。狭窄《きょうさく》型の坐骨神経痛と考えられます。

②腰を前に曲げると症状が強まる場合……前屈障害型坐骨神経痛タイプです。ヘルニア型の坐骨神経痛と考えられます。

③前後どちらへ倒しても症状が強まる場合……①と②の両方の症状がある合併型坐骨神経痛タイプです。狭窄型とヘルニア型の合併型と考えられます。

（久野木順一）

坐骨神経痛の３タイプ判別テスト

ふらつく場合は、手すりやイスなどで体を支えながら行うこと

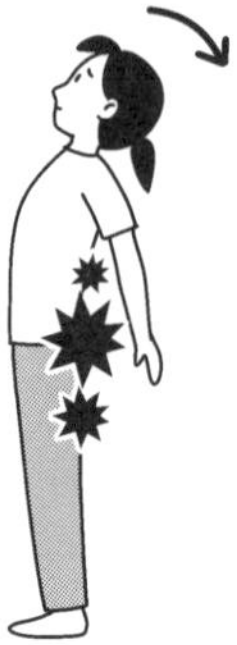

後屈障害型坐骨神経痛

（狭窄型）

腰を後ろに反らすと痛みやしびれなどの症状が強まるタイプ。

腰部脊柱管狭窄症や腰椎変性すべり症などがもとで脊柱管が狭まり、神経が締めつけられることで坐骨神経痛を起こしていると考えられる。

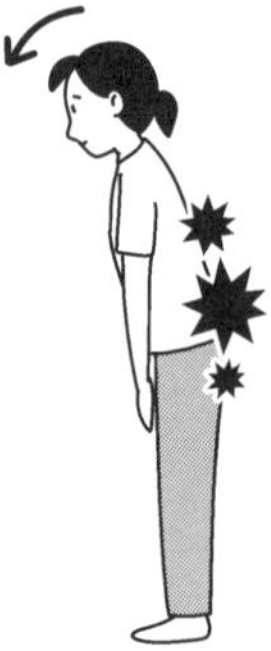

前屈障害型坐骨神経痛

（ヘルニア型）

腰を前に曲げると、痛みやしびれなどの症状が強まるタイプ。

腰椎椎間板ヘルニアで、はみ出た椎間板が神経を圧迫し、炎症を起こすことで坐骨神経痛を起こしていると考えられる。

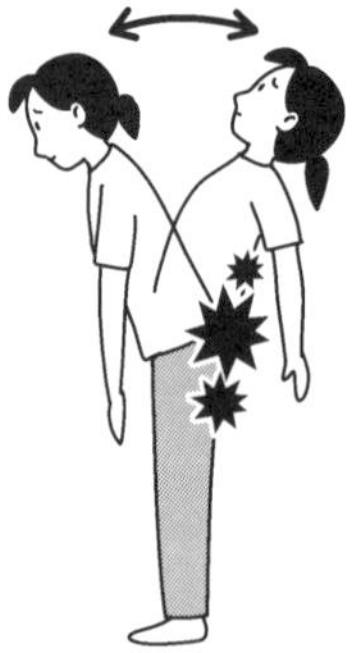

合併型坐骨神経痛

（ヘルニア型と狭窄型の合併型）

腰を前に曲げても、後ろに反らしても痛みやしびれなどの症状が強まるタイプ。

脊柱管が狭まっているところへ、椎間板のヘルニアを合併していると考えられる。

Q44 「後屈障害型坐骨神経痛」とはどんな坐骨神経痛ですか？

後屈障害型坐《ざ》骨《こつ》神経痛は、腰椎《ようつい》（背骨の腰の部分）を後屈させる（反らせる）動作に伴って発症したり、悪化したりする坐骨神経痛です。後屈障害型坐骨神経痛の多くは、椎間関節《ついかんかんせつ》の障害や、腰部脊柱管狭窄《せきちゅうかんきょうさく》症、腰椎すべり症（腰椎変性すべり症）、変形性腰椎症（変形性脊椎《せきつい》症）などが原因となって起こります。

椎間関節を中心とした脊椎（背骨）の加齢による変化によって脊柱管（背骨の中枢《ちゅうすう》神経の通り道）が狭まると、神経が圧迫されるようになります。この変化は背骨全体で起こりますが、腰椎で脊柱管の後ろの黄色靱帯《じんたい》（骨と骨をつなぐ丈夫な線維組織）や椎体《ついたい》（背骨の前部）に負荷がかかり、靱帯が分厚くなったり、椎骨《ついこつ》がずれたり、骨に骨棘《こつきょく》（トゲ状の出っぱり）ができたりして脊柱管が狭まり、中を通る神経を圧迫するようになると、坐骨神経痛を招くのです。これが後屈障害型坐骨神経痛です。

（久野木順一）

Q 45 後屈障害型坐骨神経痛は、日常生活でどんなことに注意すべきですか？

腰部脊柱管狭窄《せきちゅうかんきょうさく》症、腰椎《ようつい》変性すべり症などがもとで脊柱管（背骨中央の神経の通り道）が狭まって起こる後屈障害型坐骨《ざこつ》神経痛の場合、日常生活で最も注意すべきことは、姿勢です。日常生活の中で姿勢に注意することで、それ以上の病状の悪化を防ぎ、症状を軽くすることも可能です。

後屈障害型坐骨神経痛タイプは、腰を後ろへ反らすと痛みやしびれなどの症状が悪化します。これは、反ることで腰椎（背骨の腰の部分）の脊柱管が狭まって神経が締めつけられるためです。

脊柱管内部の脊髄《せきずい》（脳から続く中枢《ちゅうすう》神経）は、「硬膜《こうまく》」という硬い膜に包まれており、脊髄以外の部分を「硬膜外」といいます。左ページのグラフは、姿勢によって、硬膜外にか

腰を反らすと症状が悪化

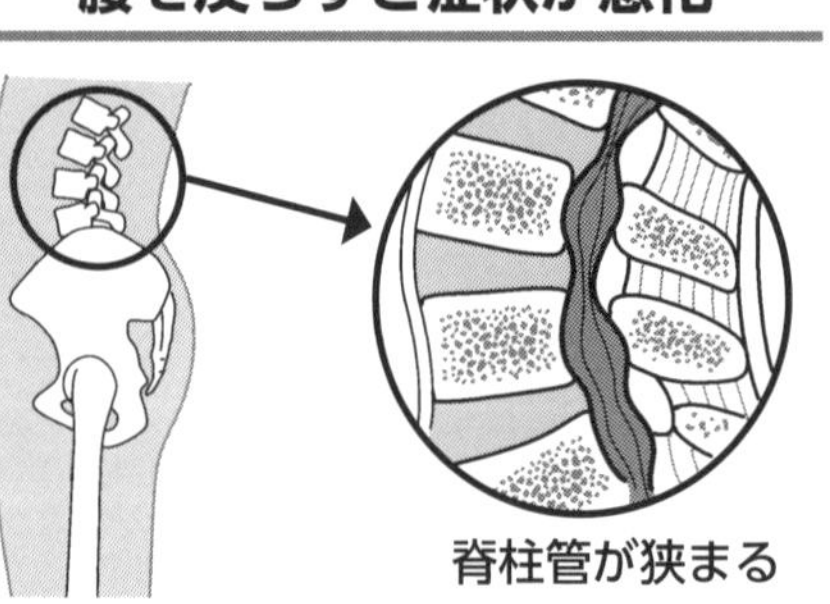

脊柱管が狭まる

姿勢による硬膜外圧の変化

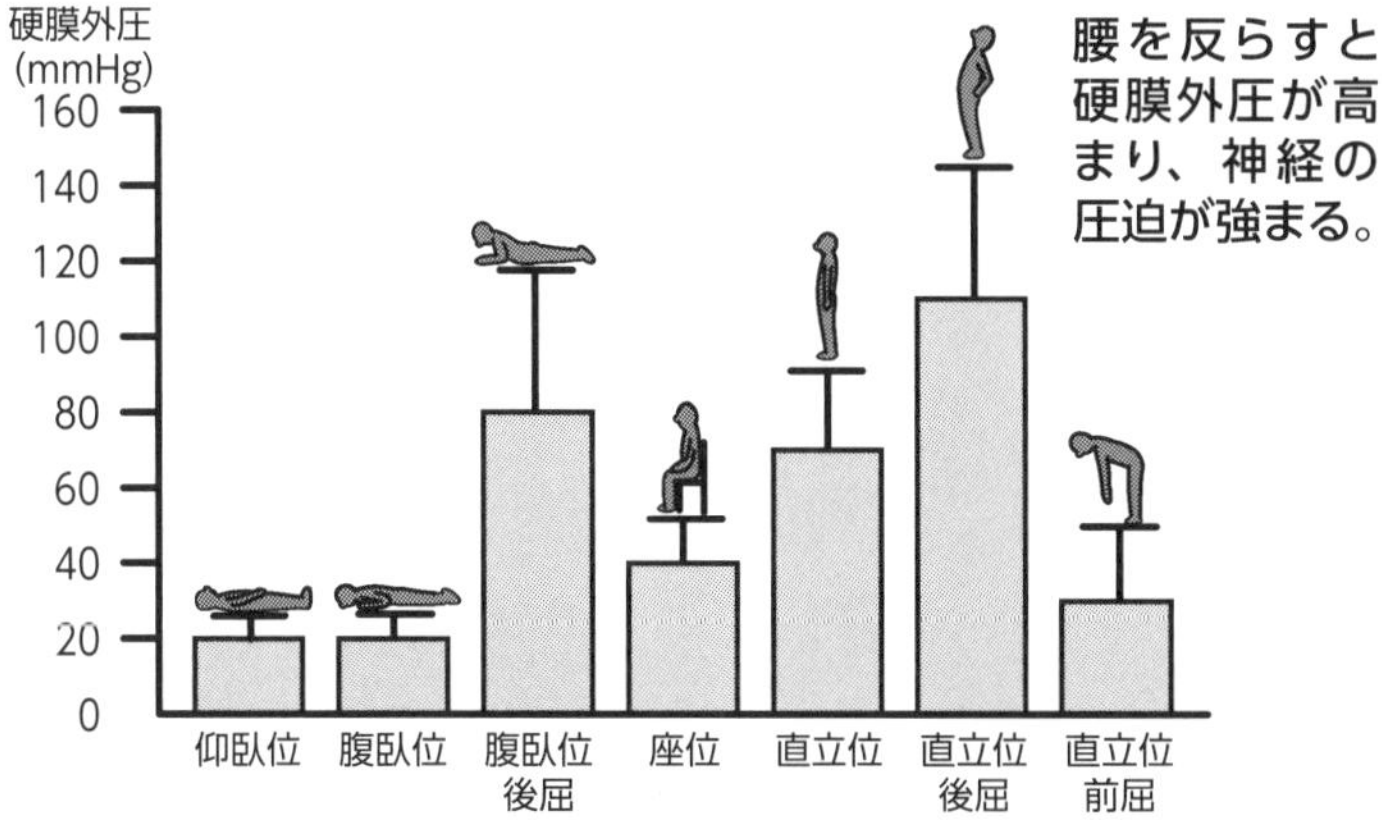

(Takahashi K. et al: SPINE 20(6); 650,1995.)

かる圧力がどう変化するかを示しています。横になって体を伸ばしたときに比べて、うつぶせで腰を反らせて上体を起こしたときや、立って腰を反らせたときの圧力は、約４〜５・５倍にもなることがわかります。

硬膜外の圧力が高くなれば、それだけ脊柱管も強く狭まり、神経の締めつけも強まります。したがって、日常生活では、「後屈しない（腰を反らさない）」らくな姿勢を取ることが最も重要です。

そのほか、立っているだけでも硬膜外にかかる圧力が高まるので、長い間立ちつづけたり、長時間歩きつづけたりするのはさけて、ときどき腰かけたり、前かがみの姿勢を取ったりして、休憩を挟むようにするといいでしょう。

（久野木順一）

Q 46

後屈障害型坐骨神経痛を改善させるリハビリ法があれば教えてください。

後屈障害型坐《ざ》骨《こつ》神経痛の改善に役立つ体操・ストレッチを4つ紹介します。ただし、これらを試してみて痛みなどの症状がかえって強まるようなら、すぐに中止して、専門医の診察を受けてください。

（久野木順一）

イス腹筋*

腹筋を鍛えて腰椎の負担を減らす

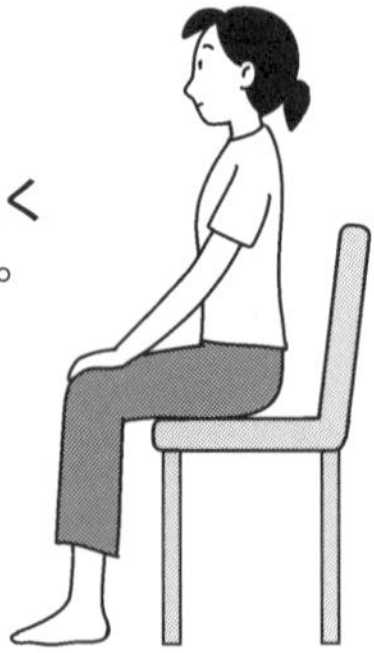

❶イスに浅く腰かける。

❷口から息を吐きながらゆっくりと上体を後ろに10〜20度倒す。静かに呼吸しながら10秒キープ。

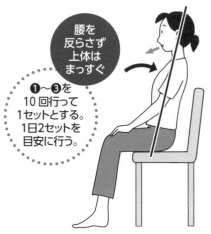

❸鼻から息を吸いながら、ゆっくりと❶の姿勢に戻る。

＊近畿大学医学部整形外科学教室 浜西千秋教授考案

イスストレッチ

股関節を柔軟にして体を動かすときの腰椎の負担を減らす

❶イスに浅く
腰かける。

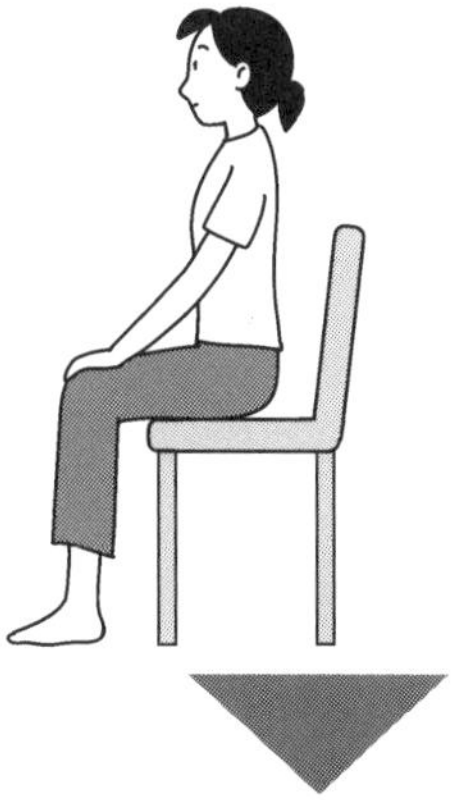

❷口から息を吐きながら、両手で片足のひざを抱えてゆっくりと胸に引き寄せて股関節を曲げる。
静かに呼吸しながら 10 秒キープ。

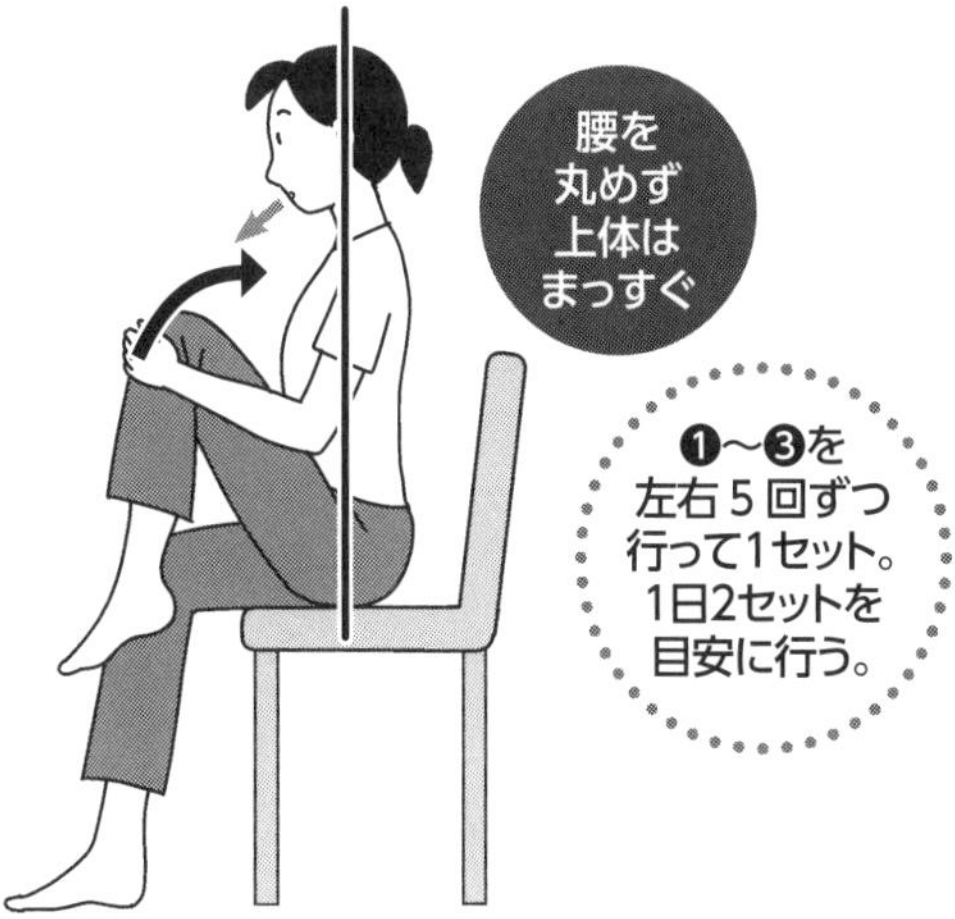
腰を
丸めず
上体は
まっすぐ
❶～❸を
左右５回ずつ
行って1セット。
1日2セットを
目安に行う。

❸鼻から息を吸いながら、ゆっくりと❶の姿勢に戻る。
反対側の足も同様に行う。

正座腰丸め

腰を丸めて脊柱管を広げ、神経への圧迫を取り除く

❶正座する。

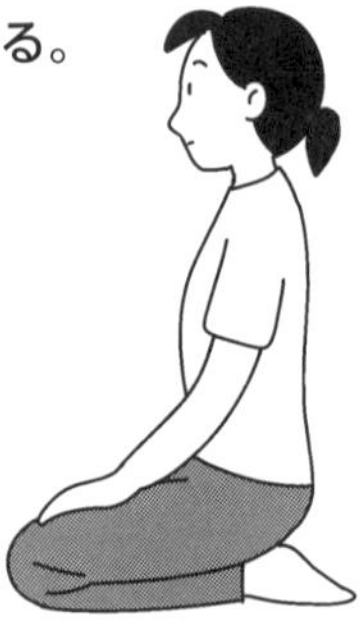

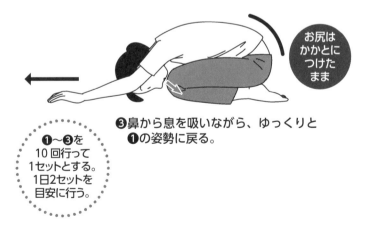

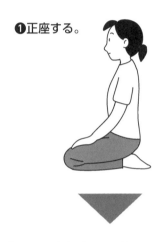

❷口から息を吐きながらゆっくりと両手を前へ伸ばし、なるべく額を床に近づけ、腰を丸める。静かに呼吸しながら 10 秒キープ。

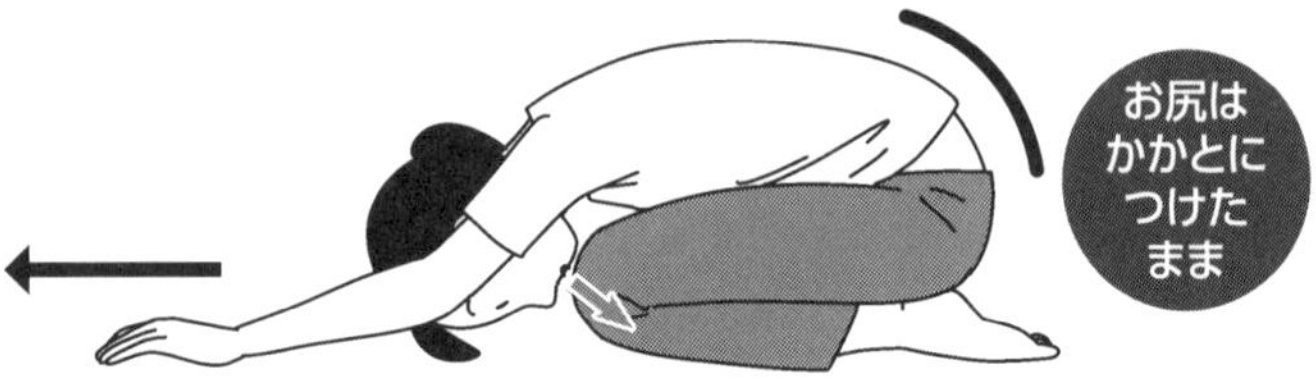

❸鼻から息を吸いながら、ゆっくりと❶の姿勢に戻る。

❶〜❸を
10 回行って
1セットとする。
1日2セットを
目安に行う。

コーナースクワット*

コーナー
スクワットは、
前屈障害型
坐骨神経痛にも
効果がある

足腰の筋肉を鍛えて背骨・骨盤・股関節を正しく動かす歩き方ができるようになり、坐骨神経への締めつけをゆるめられる

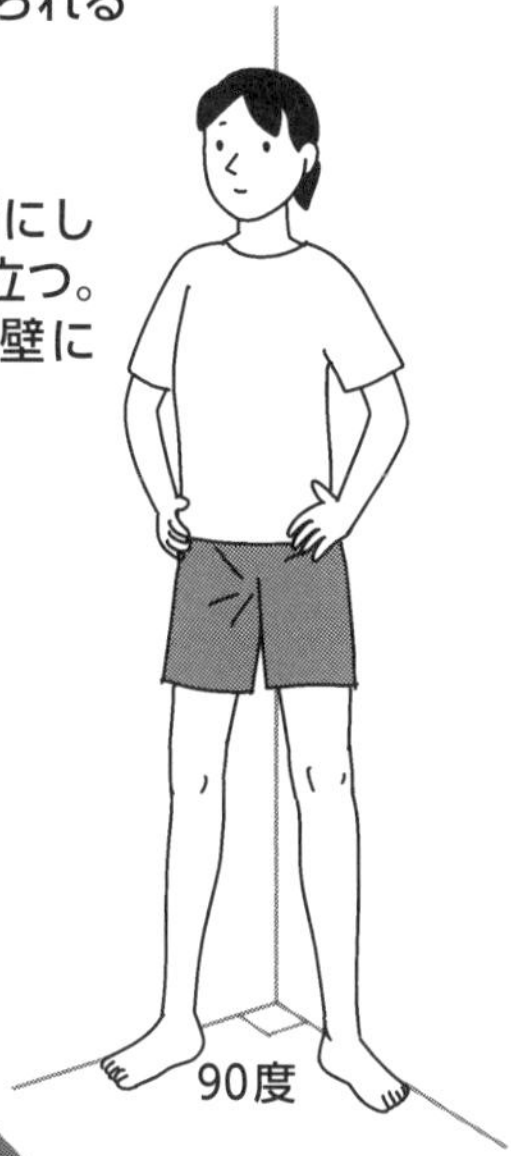

❶部屋のコーナーを背にして、腰に手を当てて立つ。足は 90 度に開き、壁につける。

❷お尻・ひざ・足を壁につけたまま、口から息を吐きながら、ゆっくりと腰を 10センチくらい落とす。静かに呼吸しながら 10 秒キープ。

❸鼻から息を吸いながらゆっくりと❶の姿勢に戻る。

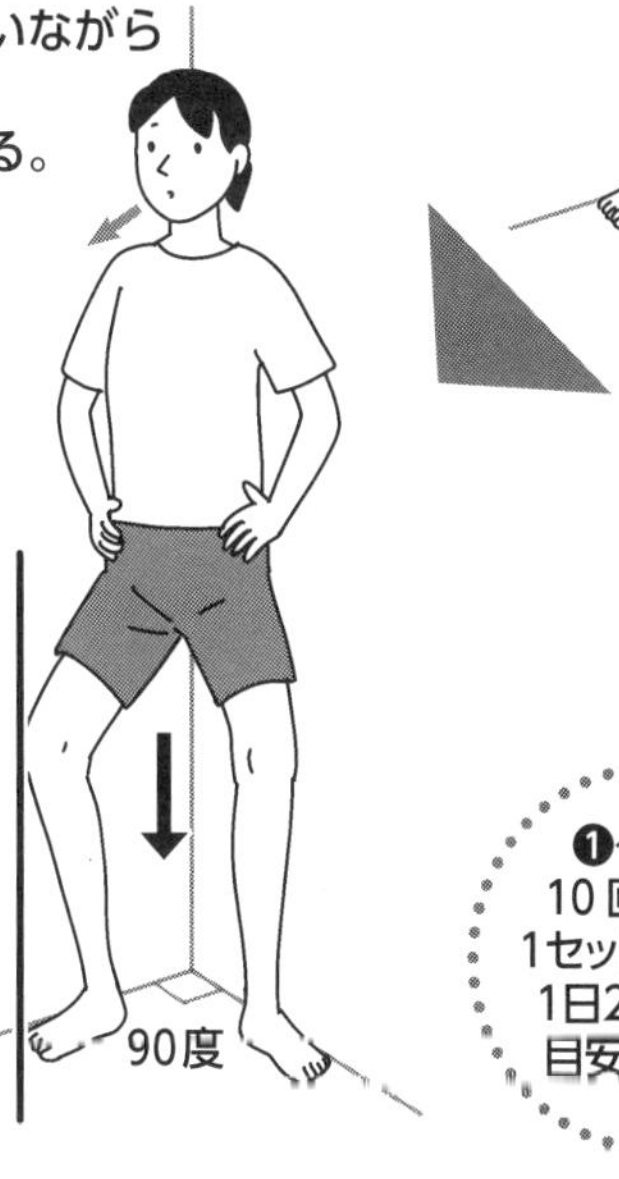

ひざは
爪先より
前に出ない
ように

❶〜❸を
10 回行って
1セットとする。
1日2セットを
目安に行う。

＊帝京科学大学医学教育センター 渡會公治特任教授考案

Q47 「前屈障害型坐骨神経痛」とはどんな坐骨神経痛ですか？

前屈障害型坐骨《ざこつ》神経痛は、腰椎《ようつい》（背骨の腰の部分）の前部にある椎間板《ついかんばん》（椎骨《ついこつ》と椎骨をつなぐ軟骨組織。49ジペーの図参照）の異常が原因となって起こる坐骨神経痛です。

椎骨の背中側にある椎間関節が背骨の背中側の重みを支えているのに対して、椎間板はおなか側で背骨を支えています。また、軟らかくクッション性のある椎間板は、硬い椎骨と椎骨の間で、クッションのような役割も果たしています。

前かがみ（前屈）の姿勢を取ると、おなか側の椎骨の間が狭まり、椎間板に圧力がかかってつぶれます。通常、姿勢をもとに戻せば椎間板ももとの形に戻りますが、長い間このような姿勢をくり返すうちに、椎間板に変性が生じ、椎間板内部の髄核《ずいかく》が圧力に耐えきれずにはみ出てヘルニアとなり、神経を圧迫し、炎症を起こすようになります。これが前屈障害型坐骨神経痛です。

前屈障害型坐骨神経痛は、多くの場合、腰椎椎間板ヘルニアが原因となって起こります。

（久野木順一）

Q 48

前屈障害型坐骨神経痛は、日常生活でどんなことに注意すべきですか？

前屈障害型坐《ざ》骨《こつ》神経痛タイプは、前かがみになると痛みやしびれなどの症状が悪化します。これは、前かがみになるとおなか側の椎骨《ついこつ》と椎骨の間が狭まり、椎間板《ついかんばん》（椎骨と椎骨をつなぐ軟骨組織）が圧縮されて内部の髄核《ずいかく》（椎間板内部にあるゼリー状の組織）が背中側へ移動し、神経を圧迫するためです。

下のグラフは、第３・第４腰椎《ようつい》間の「椎間板内圧（椎間板にかかる圧縮力）」の姿勢による変化を示したものです。立って前かがみや中腰になったときのほか、イスに座った姿勢でも、かなり椎間板内圧が強くなることがわかります。腰だけを見れば、前かがみの姿勢と同じ「前屈」になっているからです。

姿勢による椎間板内圧の変化

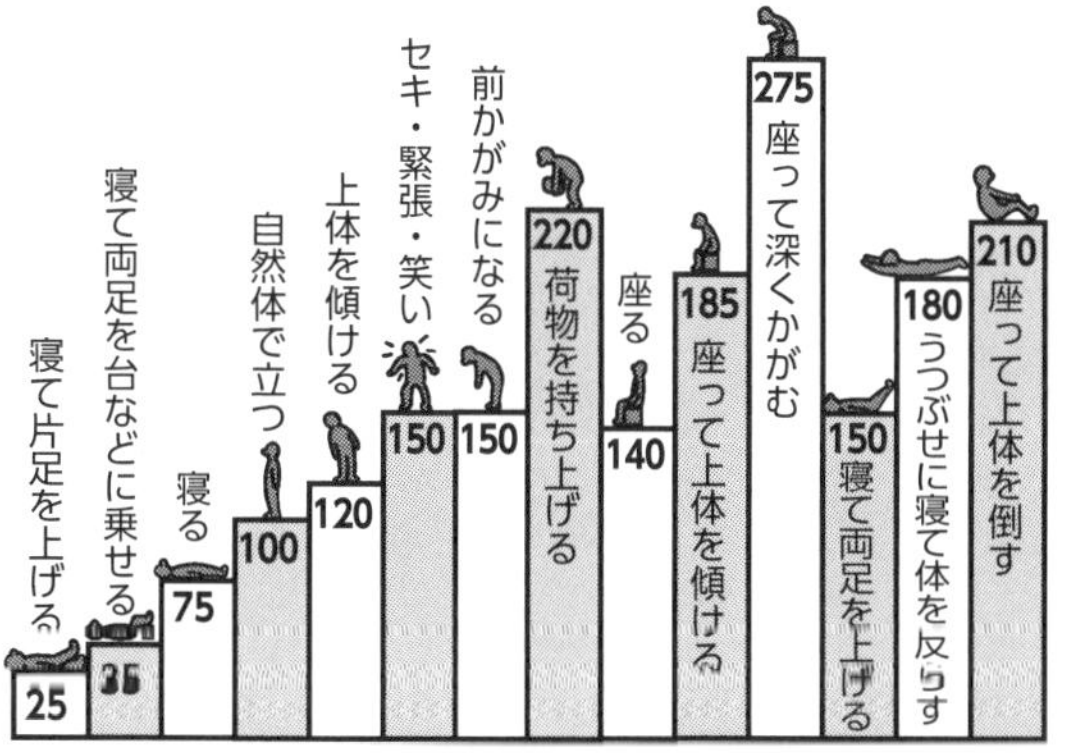

(Alf Nachemson 1976.)

前屈障害型坐骨神経痛の日常の注意点

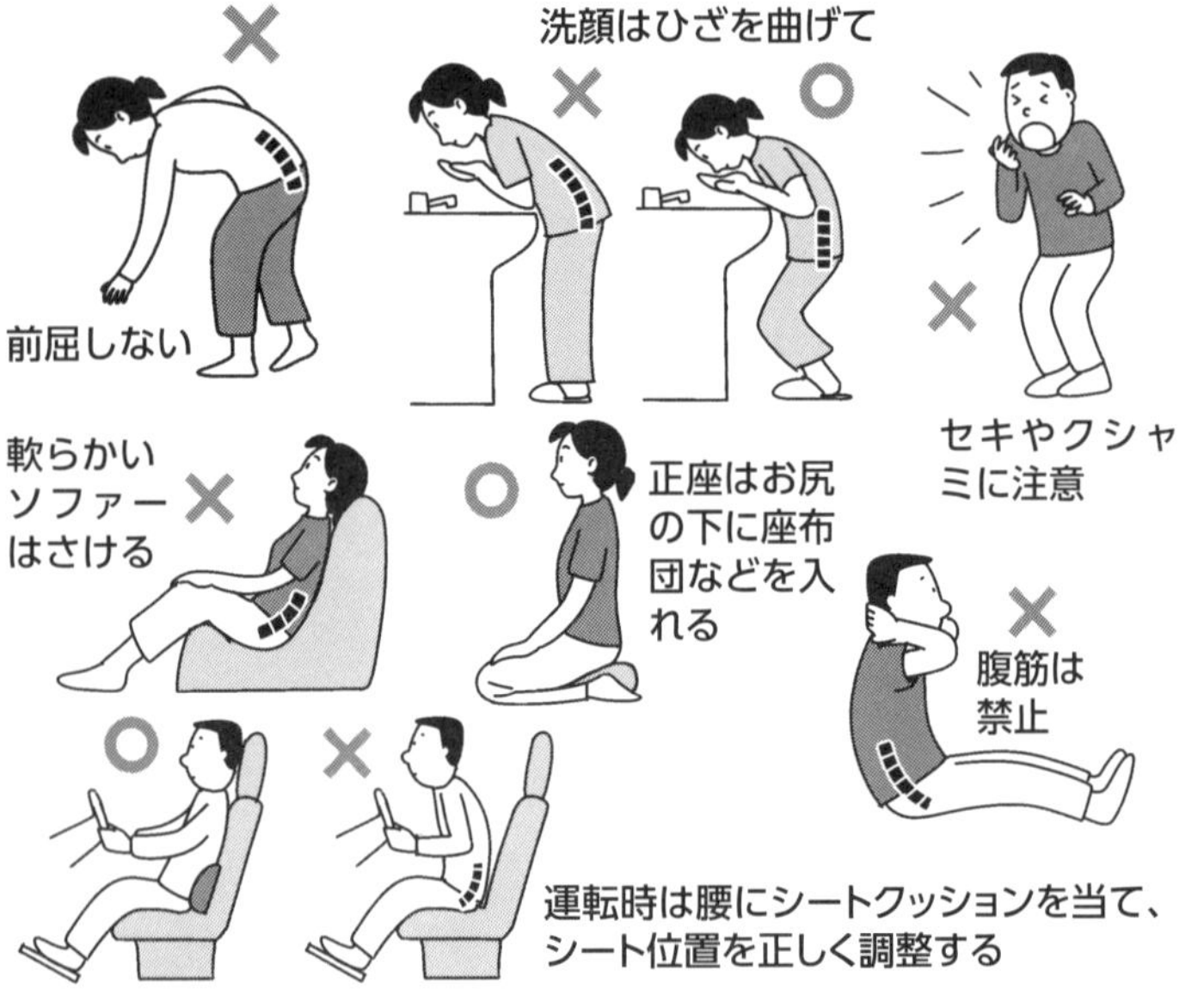
前屈しない
洗顔はひざを曲げて
セキやクシャミに注意
軟らかいソファーはさける
正座はお尻の下に座布団などを入れる
腹筋は禁止
運転時は腰にシートクッションを当て、シート位置を正しく調整する

前屈で症状が悪化

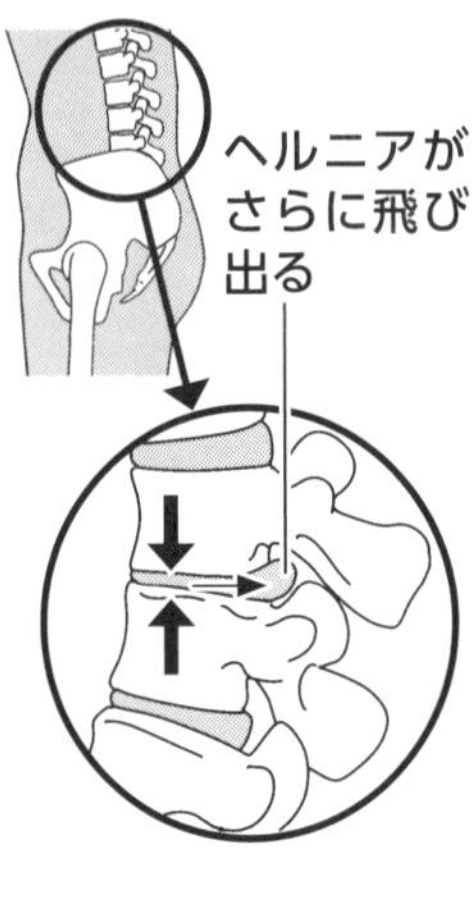
ヘルニアがさらに飛び出る

つまり、日常生活で重要なのは、なるべく腰を「前屈させない（前へ曲げない）」ことです。セキやクシャミをするときは、腹筋が瞬間的に収縮して椎間板に負荷がかかるので、手で体を支えるなどして腰を反らしましょう。また、あおむけで上体を起こす腹筋運動も、腰椎の曲がりが強まるので行ってはいけません。

（久野木順一）

Q 49 前屈障害型坐骨神経痛を改善させるリハビリ法があれば教えてください。

症状の改善に役立つ体操・ストレッチを5つ紹介します（このほか83ページのコーナースクワットも効果があります）。試してみて痛みなどの症状が増したり、1週間続けても改善されなければ運動を中止し、専門医の診察を受けてください。（久野木順一）

壁押し体操

腰を反らせて椎間板への圧迫を除く

❶壁に向かって立つ。

❷両足を前後に大きく開き、両腕を肩の高さに上げて、壁に手をつく。

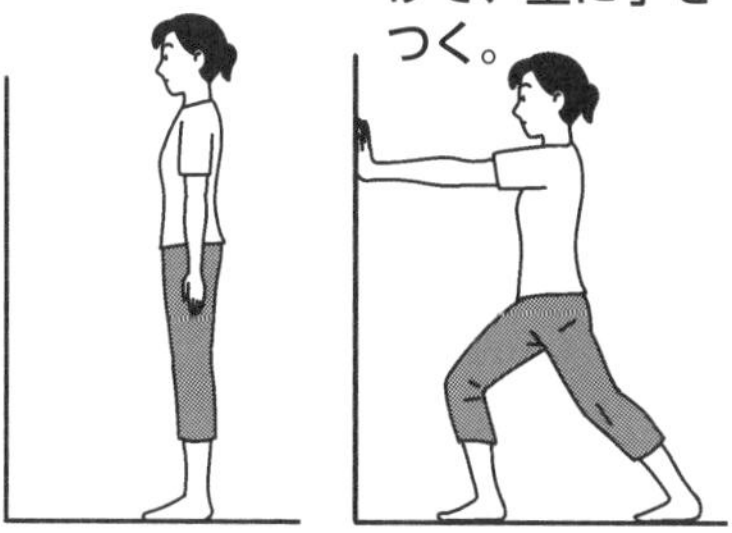

❸口から息を吐きながら前足のひざを曲げ、ゆっくりと両手で壁を押しながら、反動で少しずつ腰が反るのを意識する。

❹鼻から息を吸いながら、❷の姿勢に戻る。

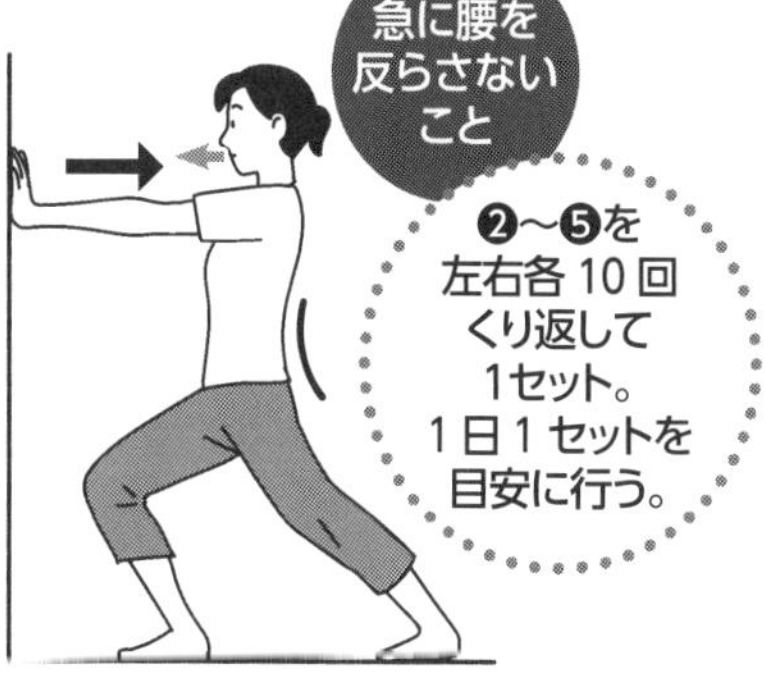
急に腰を反らさないこと
❷〜❺を左右各10回くり返して1セット。1日1セットを目安に行う。

❺左右の足を入れ替え、同様に行う。

ヤモリ体操

胸を広げて深く呼吸することで、背骨の神経に新鮮な血液と酸素を送り込む。腰を伸ばして椎間板への圧迫を除く

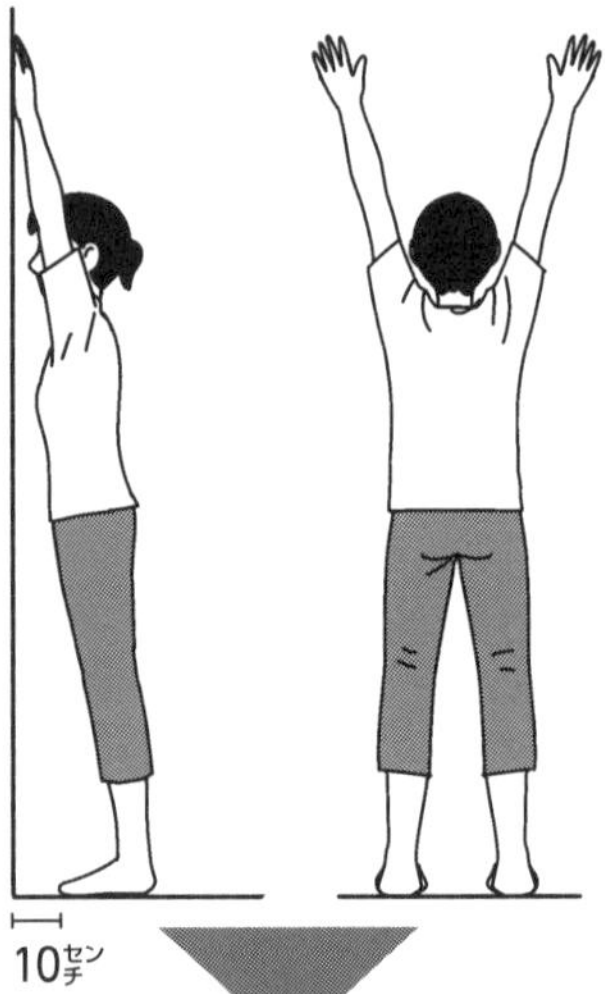

❶壁から10センチ離れて、壁に向かって立つ。
足は肩幅に開き、両手を肩幅よりも少し広めに開いて上に上げ、壁に手のひらをつける。

❷手からおなかにかけて力を入れて、おなかで壁を押し、腰を反らす。
口から息を吐きながら5秒かけて壁を押す。

❸鼻から息を吸いながら、❶の姿勢に戻る。

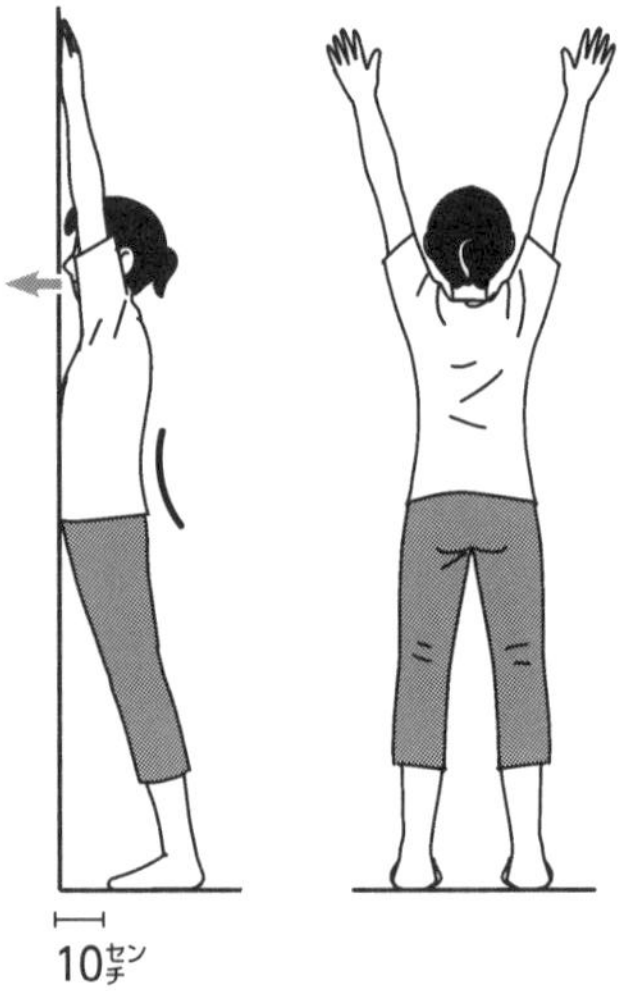

手だけでなくおなかにも力を入れて押す

❶〜❸を10回くり返して1セット。1日1セットを目安に行う。

うつぶせ腰反らし体操

腰を伸ばして椎間板への圧迫を除く

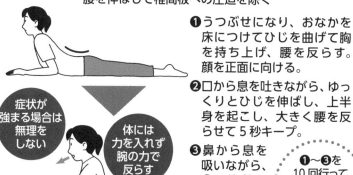

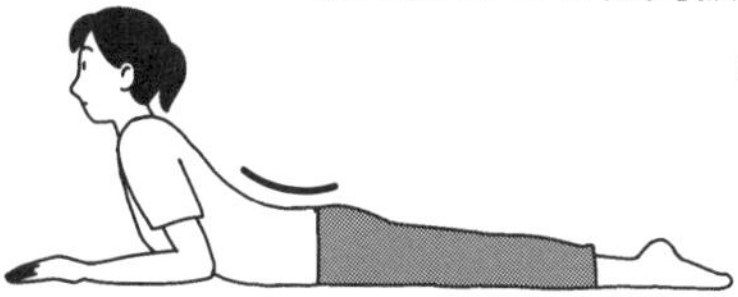

❶うつぶせになり、おなかを床につけてひじを曲げて胸を持ち上げ、腰を反らす。顔を正面に向ける。

❷口から息を吐きながら、ゆっくりとひじを伸ばし、上半身を起こし、大きく腰を反らせて５秒キープ。

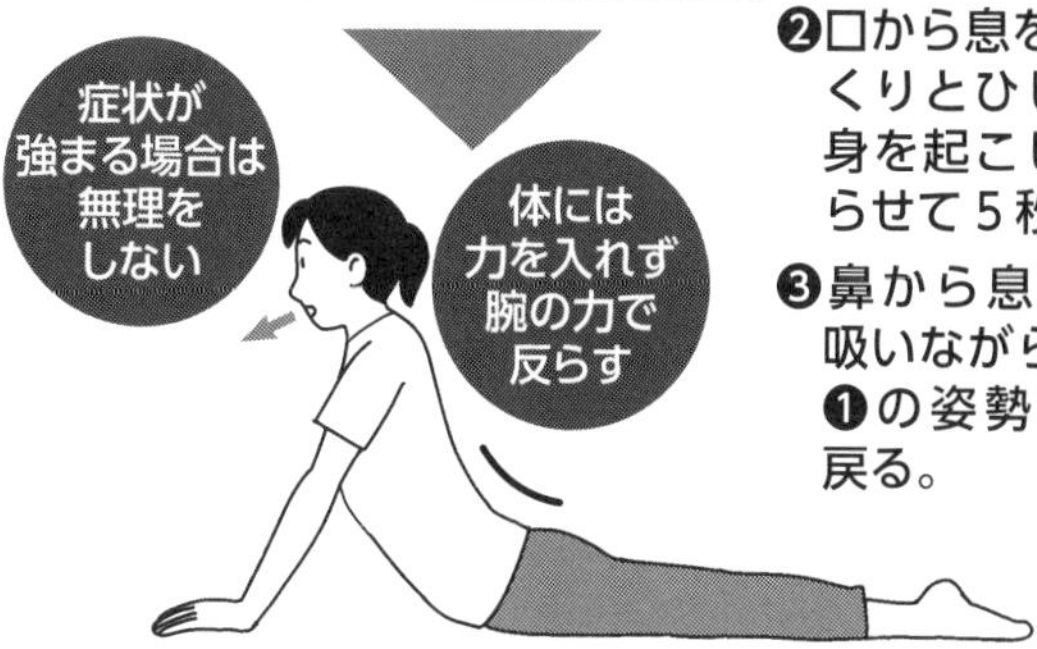
症状が
強まる場合は
無理を
しない
体には
力を入れず
腕の力で
反らす

❸鼻から息を吸いながら、❶の姿勢に戻る。

❶〜❸を
10 回行って
1セット。
1日１セットを
目安に行う。

背すじ伸ばし体操

腰を伸ばして椎間板への圧迫を除く

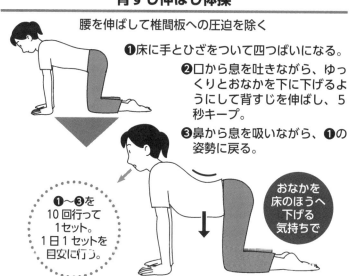

❶床に手とひざをついて四つばいになる。

❷口から息を吐きながら、ゆっくりとおなかを下に下げるようにして背すじを伸ばし、５秒キープ。

❸鼻から息を吸いながら、❶の姿勢に戻る。

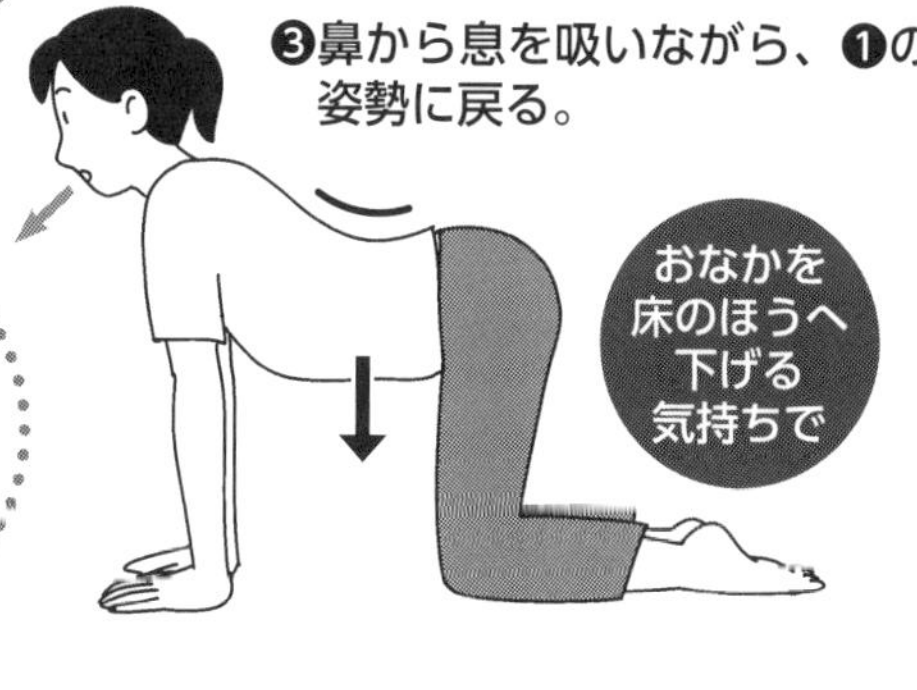

❶〜❸を
10 回行って
1セット。
1日１セットを
目安に行う。

股関節ストレッチ

腰を反らせて椎間板への圧迫を除く
股関節を柔軟にして体を動かしたときの腰椎の負担を減らす

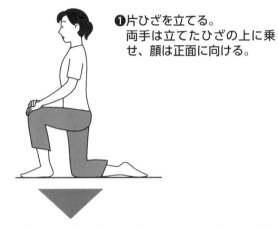

❶片ひざを立てる。
両手は立てたひざの上に乗せ、顔は正面に向ける。

❷口から息を吐きながら、ゆっくりと前のひざを曲げ、腰を反らす。同時に後ろ足の股関節を伸ばし、伸ばしきったところで5秒キープ。

❸鼻から息を吸いながら、❶の姿勢に戻る。

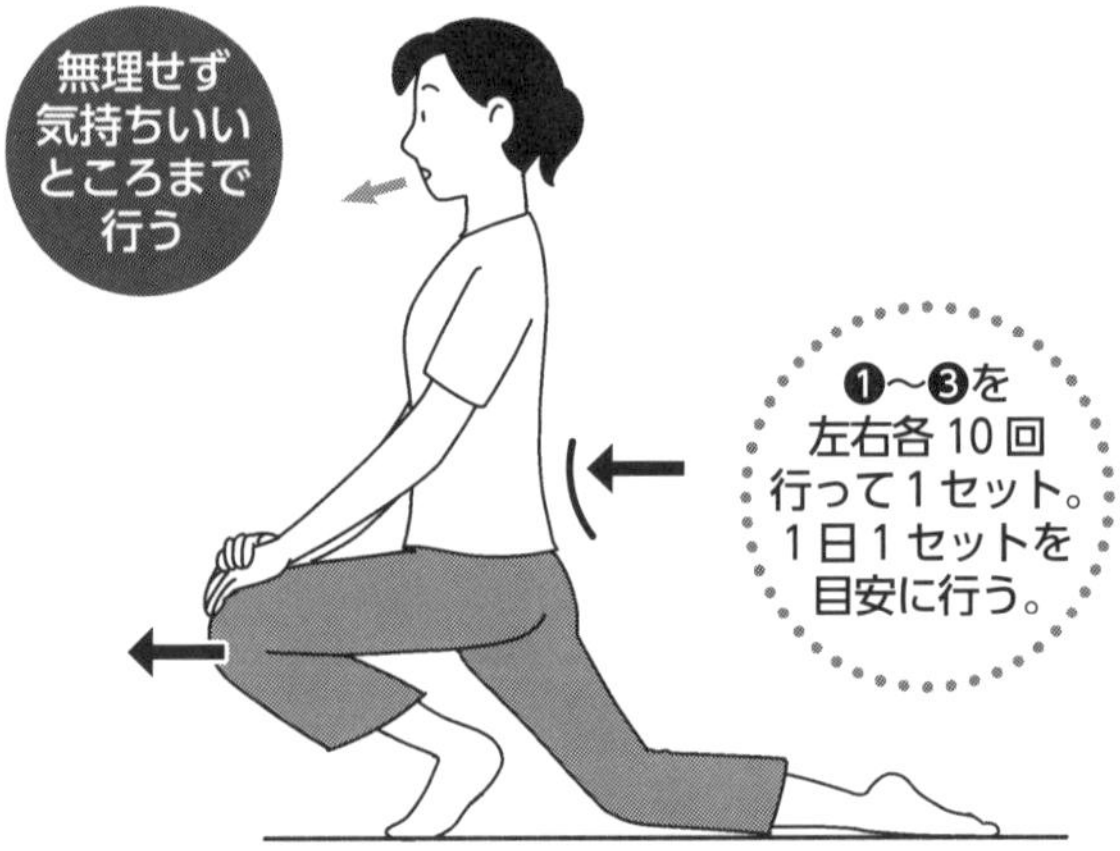

Q50 「合併型坐骨神経痛」とはどんな坐骨神経痛ですか？

腰部脊柱管狭窄症《せきちゅうかんきょうさく》が原因となる後屈障害型坐骨《ざこつ》神経痛と、腰椎椎間板《ようついついかんばん》ヘルニアが原因の前屈障害型坐骨神経痛が、同時に起こることがあります。

ただでさえ腰部の脊柱管（背骨の神経の通り道）が狭まっているところへ腰椎椎間板ヘルニアが起こり、背後から脊柱管を狭めている分厚くなった黄色靱帯《じんたい》（椎弓《ついきゅう》を縦につなぐ丈夫な線維組織）などの組織と、おなか側から飛び出たヘルニアが、神経根（脊髄から左右に枝分かれした神経が背骨を出る部分の根もと）を前後から挟んで圧迫することで発症します。神経根が絞扼《こうやく》（締めつけ）されていることから、「神経根絞扼型椎間板ヘルニア」ともいいます。前後から二重に神経根が締めつけられるため、腰椎椎間板ヘルニア単独よりも症状が重くなりがちで、腰を前に曲げても後ろに反らしても症状が強まり、日常生活に不便が生じる場面が多くなります。症状が悪化すると腰が全く動かせなくなったり、歩けなくなったりするので、運動療法などのリハビリでは改善が難しく、早期に手術が検討されます。

（久野木順一）

Q51 合併型坐骨神経痛は、日常生活でどんなことに注意すべきですか?

腰を大きく動かさないようにすることです。痛みの強い間は腰の動きを制限するコルセットを着用してもいいでしょう。発症したばかりの急性期には特に無理をしないよう注意します。

前かがみや上を向く姿勢など、腰を前後に動かす動作のほか、体をひねるような動きもさけます。長い間立ちつづけたり、長距離を歩いたりするのも、腰椎《ようつい》（背骨の腰の部分）に負担がかかるのでよくありません。かといって座りっぱなしもいけません。同じ姿勢を30分以上続けないように、座っているときはときどき立ち上がる、歩いているときは座って休憩を挟むなどして、姿勢を変えるようにしましょう。

一方、かといって安静にしすぎると体幹筋（胴体の筋肉）が衰えてしまい、さらに悪化を招く恐れもあるので、症状が和らいだら、適度に体を動かすことも必要です。ただし、強い痛みやしびれの症状が続く場合は我慢せず、早めに専門医を受診しましょう。

（久野木順一）

第6章

坐骨神経痛の標準治療についての疑問10

Q52 坐骨神経痛が自然に治ることはありますか？手術しないと治りませんか？

腰椎椎間板《ようついついかんばん》ヘルニアが原因の場合は、ヘルニアが自然に小さくなって引っ込むことがあり、通常は3ヵ月で約80％の人で症状が改善するといわれています。また、髄核《ずいかく》（椎間板内部にあるゼリー状の組織）が脊柱管《せきちゅうかん》（背骨の神経の通り道）まではみ出るタイプのヘルニア「後縦靱帯穿破型《こうじゅうじんたいせんぱ》」や「髄核分離型」も、自然治癒《ちゆ》することがありま す。マクロファージ（体内に侵入した細菌などを捕食・消化する白血球の一種）がはみ出た髄核を異物と見なして食べてしまうことでヘルニアが小さくなって引っ込み、神経への圧迫が除かれ、炎症が治まっていき、自然に治っていくのです。

これに対し、腰部脊柱管狭窄症《せきちゅうかんきょうさく》など脊柱管の狭窄が原因の坐骨《ざこつ》神経痛は、放置していて自然に治ることはまれです。そのため、保存療法では改善が見られない場合には、脊柱管の狭窄の原因を取り除く手術が検討されます。ただ、運動療法などの保存療法で病状をコントロールしながら治療を進めれば、症状が徐々に改善し、手術を回避できることも少なくありません。

（渡辺航太）

Q53 坐骨神経痛の進行を防ぐ方法はありますか？

坐《ざ》骨《こつ》神経痛のタイプ（75ページ参照）別に、負担の少ない姿勢を保つ体の使い方を身につけると痛みを軽減できる可能性があります。日常の姿勢や動作のクセが、知らず知らずのうちに坐骨神経痛の原因となるからです。

前屈障害型（腰椎椎間板《ようついついかんばん》ヘルニアなど）の人は腰椎が丸まりがちなので、骨盤を前傾させて腰椎が自然と反った姿勢を心がけましょう。後屈障害型（腰部脊柱管狭窄症《せきちゅうかんきょうさく》など）の人はこれとは逆に腰椎の反りが強いので、骨盤を後傾させて腰椎の反りをゆるめたやや前傾ぎみの姿勢を取りましょう。

どちらにも共通して、①体幹筋（胴体の筋肉）を鍛えて腰椎を支える、②ひざ・股《こ》関節を上手に使って腰椎に負担をかけない動作を心がける、③同じ姿勢を長時間続けない、といったことも大切です。（渡辺航太）

骨盤の前傾・後傾と腰椎の前弯・後弯

前傾・前弯

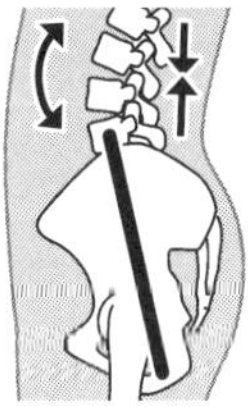

骨盤が前傾すると腰椎が前弯する→腰椎前部の椎間板の内圧が下がり、ヘルニアが引っ込む

後傾・後弯

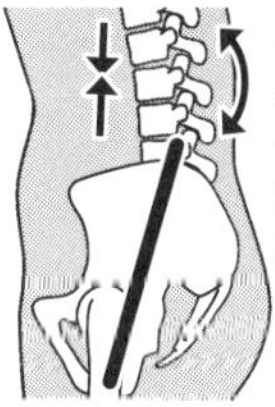

骨盤が後傾すると腰椎が後弯する→腰椎後部の椎間関節の圧力が減り、脊柱管が広がる

Q54 坐骨神経痛に効く薬はありますか？

薬物療法の第一の目的は、痛みやしびれなどのつらい症状を緩和してらくにするとともに、運動療法などを無理なく行えるようにすることです。そのため、鎮痛・消炎目的で**NSAIDs**《エヌセイズ》**（非ステロイド性消炎鎮痛薬）**がよく用いられます。

NSAIDsが効きにくい痛みに有効な薬もあります。プレガバリンなどの**末梢**《まっしょう》**神経障害性疼痛**《とうつう》**治療薬**は、痛みを脳に伝える末梢神経が障害されて起こる、ビリビリ、ジンジンするような痛みやしびれを抑えます。**抗うつ薬**には、脳や脊髄《せきずい》での痛みの信号の伝わり方を変え、脳での痛みの感じ方を軽くする効果があります。

末梢《まっしょう》**血管拡張薬（プロスタグランジンE_1誘導体製剤）**は、ホルモンに似た働きをする物質の作用で血管の筋肉をゆるめて広げる作用があります。これにより神経の血流をよくし、痛みやしびれを軽減します。

このほか必要に応じて、こり固まった筋肉をゆるめる**筋弛緩**《しかん》**薬**や**ビタミンB_{12}製剤**なども処方されます。薬物療法については、第7章でくわしく説明しているので、参考にしてください。

（渡辺航太）

Q55 腰部脊柱管狭窄症では、どんな治療が行われますか？

馬尾《ばび》型や混合型の腰部脊柱管狭窄症《せきちゅうかんきょうさく》で馬尾症候群（重度の間欠性跛行《はこう》、排尿・排便障害など。54ジペー参照）の症状や下肢《かし》の筋力低下がある場合は、早期の手術が検討されます。そのような症状がなければ、治療は保存療法がメインとなります。

保存療法とは手術以外の治療法のことで、次のような種類があります。保存療法は１種類だけを行うとはかぎらず、何種類かを組み合わせながら治療を進めます。併せて、日常生活で症状を軽減するための生活指導や運動療法の指導も行います。

①薬物療法

症状に応じて消炎鎮痛薬、血管拡張薬などの薬物（前ジペー参照）を用い、症状を和らげる方法です（第７章参照）。

②ブロック療法

痛みを発している部位の神経の近くに局所麻酔薬や抗炎症薬などを注射し、症状を和らげる方法です（１０４ジペー参照）。神経に直接作用するため、即効性があります。

脊柱管狭窄症の標準的な治療

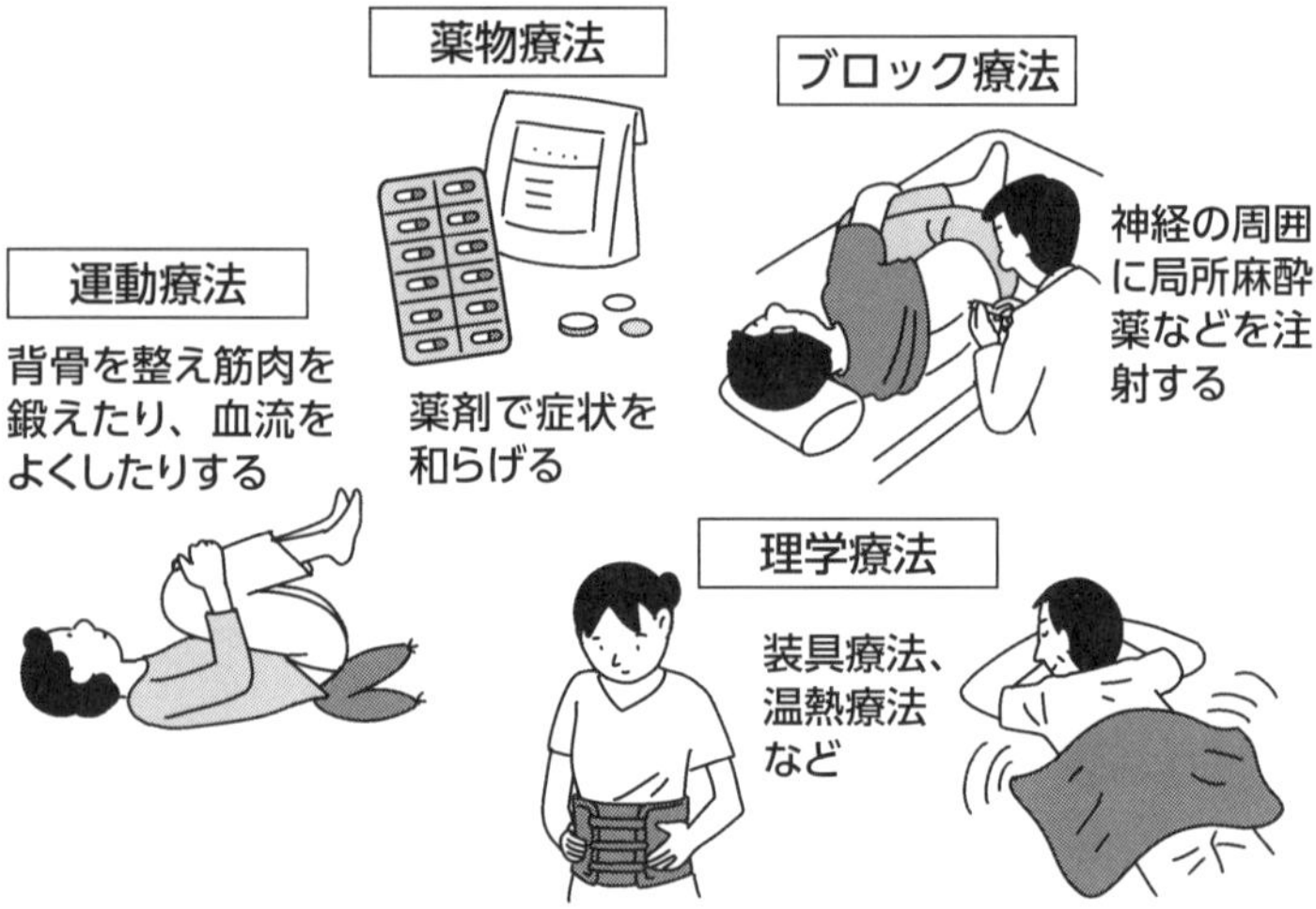
薬物療法
薬剤で症状を和らげる
ブロック療法
神経の周囲に局所麻酔薬などを注射する
運動療法
背骨を整え筋肉を鍛えたり、血流をよくしたりする
理学療法
装具療法、温熱療法など

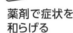

③運動療法

運動することで背骨のひずみを戻して整えたり、腰椎《ようつい》（背骨の腰の部分）を支える体幹筋（胴体の筋肉）や下半身の筋肉を鍛えたり、関節を柔軟にしたりする方法です。血流をよくすることで症状を和らげ、それ以上の悪化や再発を防止する効果が期待できます。

④理学療法（運動療法を除く）

医療用のコルセットで腰部の動きを制限し、腰椎にかかる負担を軽減する装具療法（103ページ参照）や、温熱パックや赤外線で患部を温める温熱療法、患部に超音波を当てる超音波療法、器具を使って背骨を引っぱる牽引《けんいん》療法などがあります（101〜102ページ参照）。

（渡辺航太）

Q56 腰椎椎間板ヘルニアでは、どんな治療が行われますか？

　腰椎椎間板《ようついついかんばん》ヘルニアは自然治癒《ちゆ》することも多い病気です。ヘルニアが自然に小さくなったり、髄核《ずいかく》（椎間板内部にあるゼリー状の組織）が脊柱管《せきちゅうかん》（背骨の神経の通り道）まではみ出ていると、マクロファージ（白血球の一種）が、はみ出た髄核を異物と見なして食べてしまうことで、ヘルニアが消失することもあります（94ページ参照）。そのため、治療としては、手術以外の保存療法で症状を緩和するのが一般的です。

　日常生活では、できるだけ腰椎（背骨の腰の部分）を前屈させる（前に曲げる）ことをさけるようにします。具体的には、前かがみや中腰の姿勢をさけ、長時間イスや床に座らないようにする、重い物を持ち上げないなどの注意を払います。座るときは、腰枕やくさび型の座板などを利用し、腰椎の前弯《ぜんわん》を維持することを心がけます。

　ただし、仕事の都合などで早く症状を除きたい場合、保存療法を3ヵ月以上続けても効果がない場合、痛みやしびれが強く生活に支障がある場合は、患者さんと相談のうえで手術を行うことがあります。また、ヘルニアに腰部脊柱管狭窄症《せきちゅうかんきょうさく》を合併する

「神経根絞扼《こうやく》型」（46ジペー参照）で、数分しか歩けないような重度の間欠性跛行《はこう》や排尿・排便障害などの馬尾《ばび》症候群の症状があるとき、さらに、下肢《かし》に明らかな筋力低下があるときは、早急に手術をしないと後遺症が残る場合もあります。最近は「椎間板内酵素注入法（椎間板髄核融解術）」という体に負担の少ない方法も登場しています。くわしくは187ジペーを参照してください。保存療法には、次のようなものがあります。

①薬物療法……消炎鎮痛薬、血管拡張薬などの薬剤で症状を和らげる方法です（第7章参照）。

②ブロック療法……痛みを発している部位の神経の近くに局所麻酔薬や抗炎症薬などを注射し、症状を和らげる方法です（104ジペー参照）。神経に直接作用するため、即効性があります。

③運動療法……血流をよくして症状を和らげ、筋肉を鍛え関節を柔軟にすることで、再発を防止する効果が期待できます。

④理学療法（運動療法を除く）……医療用のコルセットを用いる装具療法（103ジペー参照）や、温熱パックや赤外線で患部を温める温熱療法、患部に超音波を当てる超音波療法、器具を使って背骨を引っぱる牽引《けんいん》療法などがあります（101～102ジペー参照）。

（渡辺航太）

Q57 今受けている牽引療法は効果がありますか？続けたほうがいいですか？

牽引療法《けんいんりょうほう》は、背骨や四肢《しし》（手足）などを専用の牽引器具で引っぱる物理的な理学療法です。靱帯《じんたい》（骨と骨をつなぐ丈夫な線維組織）を伸ばして神経への締めつけをゆるめたり、筋肉を伸ばすことで血流がよくなったりするとされています。

ただし、現在のところ、坐骨《ざこつ》神経痛を伴う腰痛の治療として、牽引療法の効果には十分な科学的根拠が不足しているとされています。『腰痛診療ガイドライン２０１９改訂第２版』（日本整形外科学会、日本腰痛学会監修）でも、効果を十分に裏づけるだけの研究報告がないことから、「行うことを弱く推奨する」としています。

もし牽引療法で痛みやしびれなどの症状が改善するようなら、そのまま続けてもかまいません。しかし、１～２ヵ月試しても改善が実感できないときは、ほかの治療に切り替えることをおすすめします。

（渡辺航太）

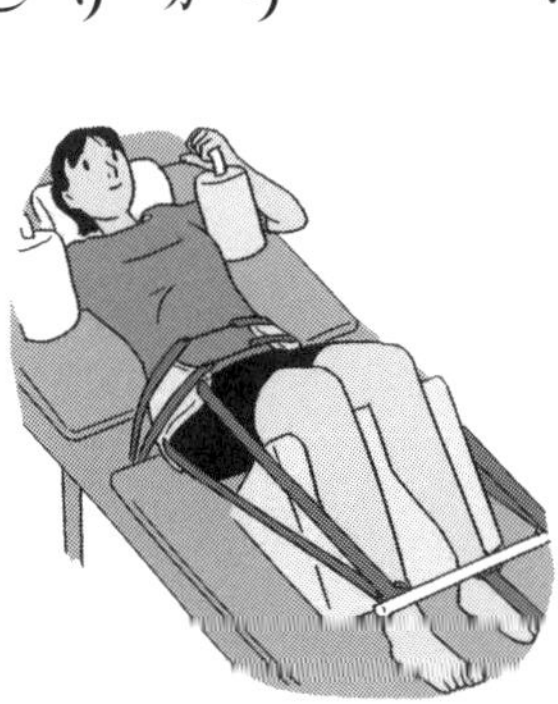

Q58 温熱療法や超音波療法には効果はありますか？

温熱療法は、痛むところを温めて症状を和らげることを目的に行われる、物理的な理学療法です。患部にホットパック（医療用のあんか）を当てたり、赤外線を照射して温めたりする方法があります。腰部を温めて血流をよくし、痛む部分の発痛物質を洗い流す効果や、こりをほぐし、痛みやしびれで縮こまっていた体を動かしやすくする効果もあります。ただし、根本的に病気を治すわけではないので、体の柔軟性を高めて運動療法などをやりやすくする、補助的な方法と考えたほうがいいでしょう。

超音波療法は、超音波（人の耳には聞こえないほど高い周波数の音波）を患部に当て、生じる熱とエネルギーによって血流をよくしたり、筋肉のこりをほぐしたりして、痛みやしびれを緩和する物理的な理学療法です。超音波療法の効果については十分な科学的根拠が不足しているため、『腰痛診療《けんいん》ガイドライン2019改訂第2版』（日本整形外科学会、日本腰痛学会監修）でも、牽引療法と同様、「行うことを弱く推奨する」としています。症状が改善するなら続けてもいいですが、1～2ヵ月試しても改善が見られなければ、ほかの治療に切り替えるといいでしょう。

（渡辺航太）

Q59 コルセットは着けたほうがいいですか？いつまで着ければいいですか？

医療用のコルセットは、関節の動きを制限し、保護することで、動くことによる痛みを軽くするための医療用具です。コルセットには硬性コルセット（プラスチックや金属製の硬いコルセット）と、軟性コルセット（弾力性のある素材でできた比較的軟らかいコルセット）があります。

坐骨《ざこつ》神経痛や腰痛の関連では、腰椎《ようつい》（背骨の腰の部分）の圧迫骨折や、腰椎の手術後に、しっかりと腰部を固定する目的で硬性コルセットが用いられます。軟性コルセットは腰部の動きを軽く制限しながら固定するもので、腰椎椎間板《ついかんばん》ヘルニア、腰部脊《せき》柱管狭窄《ちゅうかんきょうさく》症、腰椎すべり症などに用いられます。

コルセットの使用は、痛みが強い場合や、腰に負担のかかる作業をするときに、なるべく短期間にとどめるようにします。長期にわたって漫然と使いつづけるうちに、腰椎を支える筋肉が衰え、結果として腰椎が不安定になり、症状を悪化させることにつながる恐れがあるからです。

（渡辺航太）

Q60 ブロック療法とはどんな治療法ですか？

痛みを発している部位の神経の近くに局所麻酔薬、あるいは局所麻酔薬に消炎効果のあるステロイド薬を混合した薬を注射する方法です。痛む部位にピンポイントで麻酔薬を注入することで神経の興奮を鎮め、痛みの信号が脳へ伝わるのを一時的に止める（ブロックする）ため、一般に、即効性が期待できます。神経の炎症が鎮まったり、痛みがなくなったりすると筋肉の緊張がゆるみ、血管が広がって血流がよくなるので、多くの場合、薬の効果が切れても痛みが以前よりは軽くなります。ただ、薬の効果には個人差があり、1回の注射で症状が解消する人もいますが、数回注射をくり返すうちに軽くなったり、逆に徐々に鎮痛効果が小さくなったりする場合もあります。

短期的には優れた効果のある治療法ですが、長期的に効果があるかどうかは、科学的な根拠が十分ではありません。そのため、強い痛みが内服薬では治まらず、我慢できない場合に用いられます。ただし、馬尾《ばび》症候群（54ページ参照）では症状が悪化することがあり、おすすめできません。また、血流をよくする薬（抗血栓薬・血管拡張薬）を服用していると、ブロック注射を受けられないことがあります。

（渡辺航太）

Q 61 ブロック療法の種類と効果について教えてください。

ブロック療法には、次のような手法があります。

①**硬膜外ブロック**……脊髄《せきずい》（脳から続く中枢《ちゅうすう》神経）を包む硬膜の外部の空間へ、腰椎《ようつい》（背骨の腰の部分）、または仙骨の穴（仙骨裂孔《れっこう》）から針を刺して薬を注入します。薬は神経のまわりに広がりますが、神経に直接注射するわけではないので、神経根ブロックよりも、やや効果が小さくなります。

②**神経根ブロック**……レントゲン（X線）の透視画像で神経根の位置を確認しながら、直接、または周囲に薬を注入します。神経に針を刺すので痛みを伴いますが、劇的な鎮痛効果が得られることが多い方法です。

③**トリガーポイントブロック**……トリガーポイント（筋

硬膜外ブロック

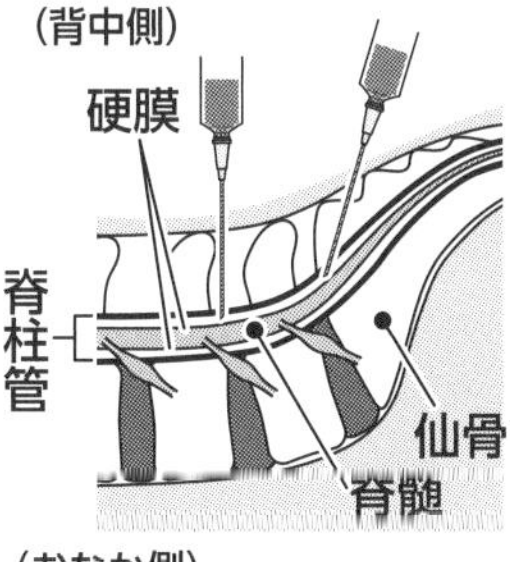

神経根ブロック

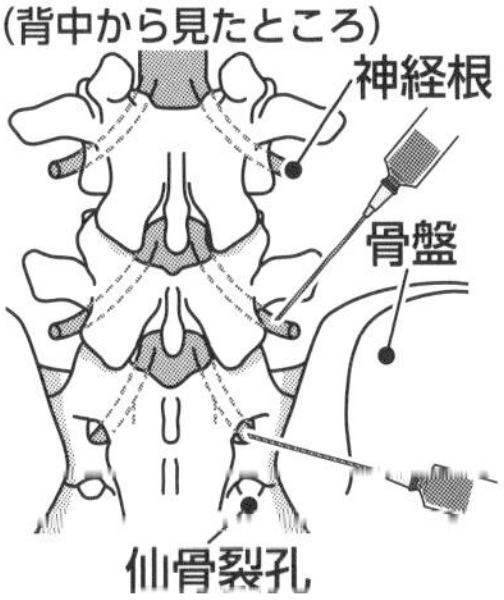

肉や筋膜が硬くなった痛みのもと）に薬を注射します。ポイント周辺の症状のほか、遠く離れた場所に痛みが起こる「関連痛」にも効果があることがあります。

④関節ブロック……関節を動かしたときだけ強い痛みがある場合には、関節に薬を注射します。椎骨《ついこつ》後部の椎間関節《ついかんかんせつ》に行う椎間関節ブロックと、仙腸関節（仙骨と腸骨の間の関節）ブロックがあります。

（渡辺航太）

トリガーポイントブロック

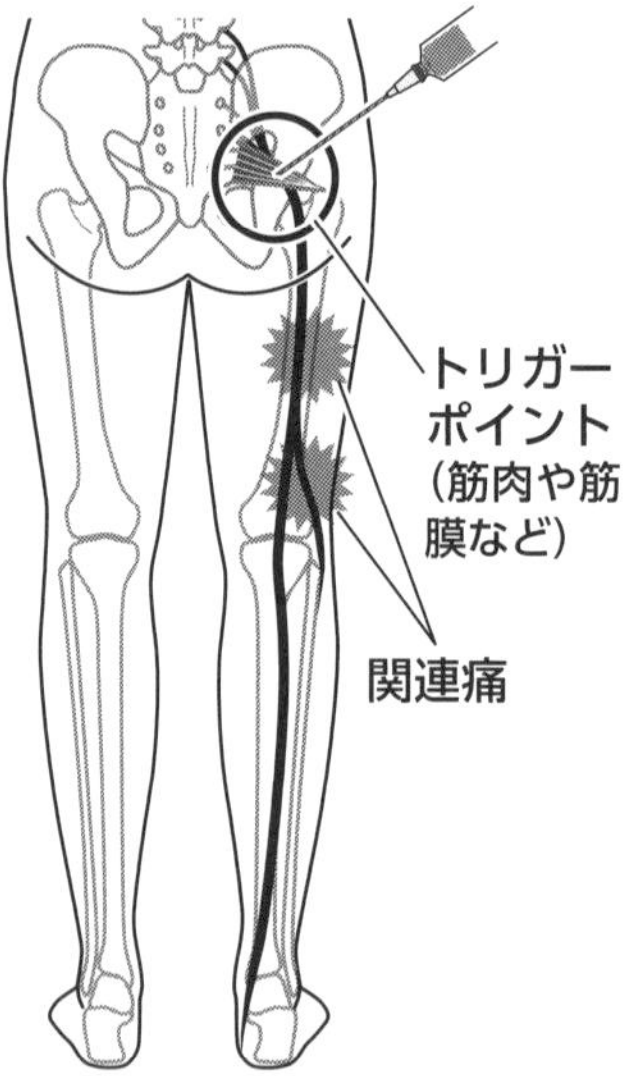

関節ブロック

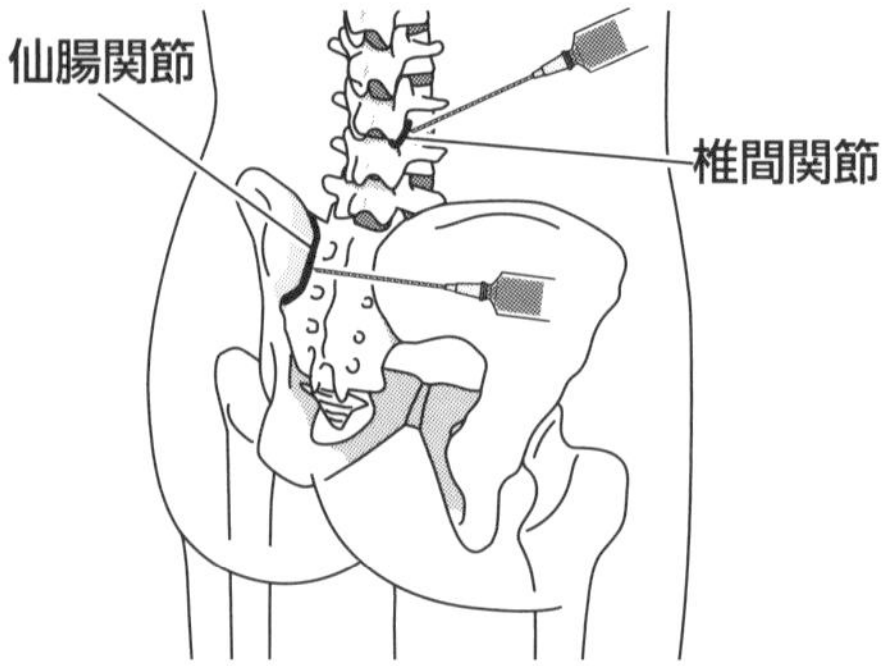

第7章

坐骨神経痛の薬についての疑問8

Q62 坐骨神経痛を根本から治せる薬はありますか？

残念ながら、坐骨《ざこつ》神経痛そのものを治す薬はありません。薬物療法は、主に痛みの軽減を目的とした対症療法です。しかし、痛みを抑えることには、

①心身のつらさや活動性の低下を防ぐ

②痛みで緊張した筋肉や靭帯《じんたい》（骨と骨をつなぐ丈夫な線維組織）をゆるめて血流をよくし、自然治癒《ちゆ》を促す

③運動療法を行いやすくする

といった大きな意義があります。

坐骨神経痛の治療で用いられる主な内服薬には、次ページのようなものがあります。座薬（肛門《こうもん》に挿入する薬）や外用薬（貼《は》り薬や塗り薬）が処方されることもあります。

鎮痛薬で痛みを和らげると同時に、鎮痛薬の効果を補ったり、ほかの症状を和らげたりする目的で、血管を拡張して血流を改善する薬や、筋肉のこわばりを和らげる薬を組み合わせて用いるのが一般的です。症状に応じてビタミン剤や、病状によっては漢方薬を処方することもあります。

（渡辺航太）

坐骨神経痛に用いられる主な内服薬

	分類	一般名（製品名）	効果・特徴・副作用
鎮痛薬	NSAIDs（非ステロイド性消炎鎮痛薬）	ロキソプロフェン（ロキソニン、ロゼオールなど）	炎症を起こす発痛物質（プロスタグランジン）の生成にかかわる酵素の働きを抑制し、痛みを抑える【副作用】胃腸障害、腎障害
		ジクロフェナクNa（ボルタレン、ナボールなど）	
		セレコキシブ（セレコックスなど）	
		エトドラク（オステラック、ハイペンなど）	
	アセトアミノフェン	アセトアミノフェン（カロナールなど）	穏やかな鎮痛効果【副作用】少ない
	オピオイド系鎮痛薬	トラマドール（トラムセット、トラマール、ワントラム、ツートラムなど）	通常の鎮痛薬が効かない強い痛みに用いる【副作用】便秘、吐きけ、眠け、めまいなど
	末梢神経障害性疼痛治療薬	プレガバリン（リリカなど）	神経障害性の痛み（ビリビリ、ジンジンする感じ）に効果【副作用】使用初期にめまい、眠け、むくみ、便秘など
		ミロガバリン（タリージェ）	
	鎮痛補助薬　抗うつ薬	デュロキセチン（サインバルタ）	痛みを感じる脳の働きに作用し、慢性的な痛みを抑える【副作用】眠け、吐きけ、便秘、口渇など
血管拡張薬	プロスタグランジンE_1誘導体製剤	リマプロスト（オパルモン、プロレナール、リマプロスト）	強力な血管拡張作用、血流増加作用、血小板凝集抑制作用で血流を改善して傷んだ神経を回復。馬尾型・混合型の腰部脊柱管狭窄症に効果【副作用】少ない
筋弛緩薬		チザニジン（テルネリンなど）	中枢神経に働きかけて脳からの指令を抑え、痛みでこわばった筋肉の緊張を和らげる【副作用】少ない
		クロルフェネシンカルバミン酸エステル（リンラキサーなど）	
		エペリゾン（ミオナールなど）	

Q63 消炎鎮痛薬の効きめはどうですか？

現在、日本で最もよく用いられている消炎鎮痛薬は、ＮＳＡＩＤｓ《エヌセイズ》（Non-Steroidal Anti-Inflammatory Drugs＝非ステロイド性消炎鎮痛薬）です。炎症を引き起こす「プロスタグランジン」という物質の生成にかかわるシクロオキシゲナーゼという酵素を抑制し、炎症を鎮めることで、痛みを抑える効果を発揮します。

したがって、同じ坐骨《ざこつ》神経痛でも痛みを発する部位に炎症がない場合は、ＮＳＡＩＤｓではあまり効果がないこともあります。また、最初のうちは炎症が原因の痛みが抑えられても、ＮＳＡＩＤｓで炎症が治まると、そのほかの原因による痛みが残り、効きめが落ちたと感じられることもあります。

プロスタグランジンには炎症を引き起こす以外の働きもあり、その働きがＮＳＡＩＤｓによって抑えられると、副作用が現れる可能性があります。例えば、胃の粘膜を保護する働きが抑えられると胃腸障害、腎臓《じんぞう》の血流量を増やす働きが抑えられると腎臓障害が起こる恐れがあります。このことから、ＮＳＡＩＤｓの長期服用はさけるべきとされています。

（渡辺航太）

Q64 ビタミン剤を処方されました。効くのですか？

坐《ざ》骨《こつ》神経痛では、主にしびれの症状に対して、ビタミンB12の内服薬や注射薬が用いられます。ビタミンB12は、神経の働きを維持する作用がある物質で、傷ついた末梢《まつしょう》神経の修復に役立つとされています。

一般的には、痛みに対する鎮痛薬や消炎鎮痛薬と組み合わせて用いられますが、主な症状がしびれだけで、あまり強い痛みがなく、間欠性跛《は》行《こう》（こま切れにしか歩けなくなる症状）などがない場合は、しばらくビタミンB12を服用して経過を見ることもあります。

また、ビタミンEの内服薬を処方されることもあります。ビタミンEには血流をよくする働きがあります。血流がよくなると、酸素を体のすみずみに行き渡らせることができ、末梢神経の働きがよくなります。

血流がよくなることで体が温まるため、痛みによって緊張した筋肉がほぐれ、それによって神経の働きを改善する効果も期待できます。

（渡辺航太）

Q65 プロスタグランジン製剤とはどんな薬ですか？

「プロスタグランジン」という、血管壁の筋肉をゆるめて血管を広げる作用や、血液中の血小板が互いにくっつきにくくして血栓（血液の塊）ができるのを防ぐ作用がある物質を用いた薬で、血流がよくなる効果があります。一般名は「リマプロスト（プロスタグランジンE_1誘導体製剤）」といいます。

神経にも血管が通っているため、血流がよくなると神経痛も軽減されます。特に効果が期待できるのは、腰部脊柱管狭窄症《せきちゆうかんきようさく》です。狭くなった脊柱管に圧迫されて締めつけられた神経周辺の血流が増加し、神経の働きが回復して、しびれや痛みなどの症状を改善することができます。馬尾《ばび》（脊髄《せきずい》の下端の神経の束）が圧迫されるタイプの馬尾型・混合型（41ページ参照）にも効果があり、軽度から中等度であれば、間欠性跛行《はこう》（こま切れにしか歩けなくなる症状）の改善にも効果があります。

比較的副作用の少ない薬ですが、血流がよくなるので出血しやすくなることがあり、ブロック療法（104ページ参照）を受けるさいは、一時的に服用の中断が必要な場合もあります。

（渡辺航太）

Q66 筋弛緩薬はなんのために飲むのですか？

人間の体は、痛みを感じると反射的に緊張して、筋肉が収縮します。これは生体防御反応といって、体を守ろうとする反応の一つで、筋肉が緊張すると同時に、血管も収縮します。

一定期間、坐骨《ざこつ》神経痛や腰痛が続くと、筋肉や血管が収縮したままの状態が続きます。すると、血流が悪くなり、それによってさらに痛みが増し、また筋肉が収縮するという悪循環に陥ってしまいます。

筋弛緩薬《しかん》は、脳から脊髄《せきずい》、筋肉へと伝わる「筋肉を緊張させよ」という指令を抑えることで、筋肉の緊張を和らげます。筋肉をゆるめることで血流をよくし、痛みを和らげる効果が得られます。坐骨神経痛や腰痛で筋肉の緊張が見られる場合に用いられ、通常、消炎鎮痛薬と組み合わせて処方されます。

お尻《しり》の深いところにある梨状筋《りじょうきん》という筋肉がこり固まることで坐骨神経が絞扼《こうやく》（締めつけ）され、痛みやしびれが起こる梨状筋症候群など、絞扼性末梢《まっしょう》神経障害（156ページ参照）に対して処方されることもあります。

（渡辺航太）

Q67 抗うつ薬をすすめられました。なぜですか?

抗うつ薬は、一般に精神科で用いられる薬なので、少し不思議に思うかもしれません。坐骨《ざこつ》神経痛や腰痛に用いられる抗うつ薬は、大脳の「DLPFC(背外側前頭前野《はいがいそくぜんとうぜんや》)」という部分に作用する「デュロキセチン」という薬です。

DLPFCの働きが低下するとノルアドレナリンやセロトニンといった神経伝達物質があまり分泌《ぶんぴつ》されず、意欲が低下するほか、痛みを強く感じたり、長く続いたりすることがわかっています。そこで、デュロキセチンでDLPFCの働きを活発にすると、神経伝達物質の働きが改善され、慢性的な痛みを和らげることができるのです。

この効果は、慢性腰痛症などに伴う疼痛《とうつう》に対する効能・効果として認められています。実際、日本ペインクリニック学会の『神経障害性疼痛薬物療法ガイドライン』でも、神経障害性疼痛(神経が圧迫されたり刺激されたりすることで起こる痛み。35ページ参照)に対する第一選択薬とされています。

坐骨神経痛も神経障害性疼痛の一種なので、坐骨神経痛の薬物療法として抗うつ薬のデュロキセチンが処方されることがあるのです。

(渡辺航太)

Q68 プレガバリンという薬がよく効くそうですが、どんな薬ですか？

もともとは抗てんかん薬として開発された薬ですが、末梢《まつしょう》神経から起こる痛みに対する有効性が認められたため、現在は痛みの治療に広く用いられている薬です。末梢神経から興奮性の神経伝達物質が放出されるのを抑えて痛みの信号が脳に伝わるのを阻止し、坐骨《ざこつ》神経痛の、お尻《しり》から下肢《かし》にかけてのビリビリ、ジンジンするような痛み・しびれに効果を発揮します。同様の薬に、ミロガバリンがあります。

鎮痛薬のうち、坐骨神経痛や腰痛でよく用いられるＮＳＡＩＤｓ《エヌセイズ》（非ステロイド性消炎鎮痛薬）は、炎症を抑えることで痛みを鎮めますが、炎症が起こっていない場合はあまり効果がありません。中枢《ちゅうすう》神経に作用するアセトアミノフェンは、末梢神経が原因になっている痛みには効果がありません。プレガバリンやミロガバリンは、これら従来の鎮痛薬とは異なるしくみで効きめを現すため、これまでの鎮痛薬で効果のなかった人も、薬物療法だけで痛みをコントロールできるようになってきました。

（渡辺航太）

Q69 オピオイド薬は飲まないほうがいいですか？

オピオイドは、中枢神経《ちゅうすう》（脳や脊髄《せきずい》）にあるオピオイド受容体というものに作用して、痛みの信号を伝えにくくすることで鎮静・鎮痛作用を現す物質の総称です。

薬としてのオピオイドには、医療用麻薬（依存性があり国によって規制を受ける薬）として扱われるものと、比較的依存性が低く、麻薬としては扱われないものの2種類があります。麻薬としてのオピオイド薬で有名なのはモルヒネで、強い鎮静・鎮痛作用があるため、がんなどの強い痛みに対して用いられます。

一方、麻薬ではないオピオイド薬にはトラマドールがあり、坐骨《ざこつ》神経痛や腰痛で用いられるのはこちらの薬です。モルヒネよりずっと弱いものの、強い鎮痛作用があるため、一般によく用いられるNSAIDs《エヌセイズ》（非ステロイド性消炎鎮痛薬）などの鎮痛薬では十分な効きめがない場合などに処方されることがあります。

医師の適切な診断に基づき処方されていれば服用に問題はありませんが、強い副作用（吐きけ、嘔吐《おうと》、胃炎、便秘などの消化器症状や、眠け、めまい、頭痛など）が現れた場合はすぐに報告し、医師の指示を仰ぐようにしましょう。

（渡辺航太）

第8章

坐骨神経痛のセルフケアについての疑問19

Q 70

普段の生活で急な坐骨神経痛や腰痛を防ぐ方法はありますか?

腰椎《ようつい》（背骨の腰の部分）は、胸椎（背骨の胸の部分）のような骨格（肋骨《ろっこつ》）の支えがなく、周囲を取り巻く筋肉群（体幹筋）に支えられています。何かの動作をするとき、体幹筋がうまく働かないと、腰椎の椎間関節《ついかんかんせつ》や椎間板《ついかんばん》（椎骨《ついこつ》と椎骨をつなぐ軟骨）に無理な力が集中し、急な坐骨《ざこつ》神経痛や腰痛を招く原因になります。

これを防ぐには、体幹筋をうまく働かせればいいわけですが、コツをつかむにはある程度のトレーニングが必要です。そこで、今すぐに実践できることとして、**「これからする動作をイメージしてから動く」**方法があります。

急な腰痛が起こるのは、何かを持ち上げるときやイスから立ち上がるときなど、姿勢を変えるときです。そこで、何かの動作のために姿勢を変えるときは、あらかじめ「これから物を持ち上げる」「イスから立ち上がる」ということを、しっかり意識してください。そうすることで、脳から筋肉への指令が確実に伝わり、体幹筋をうまく働かせないために起こる急な腰痛などを防ぐことができるからです。

（金岡恒治）

Q71 姿勢はどんな点に気をつければいいですか？

坐骨《ざこつ》神経痛は腰部に原因がある場合が大半を占めます。腰椎《ようつい》（背骨の腰の部分）後部の椎間関節《ついかんかんせつ》の変形・肥大が神経圧迫の原因となる腰部脊柱管狭窄症《せきちゆうかんきようさく》や、前部の椎間《ついかん》板《ばん》（椎骨《ついこつ》と椎骨をつなぐ軟骨組織）の障害が原因となる腰椎椎間板ヘルニアがその代表例です。どちらも腰椎に負担をかけない「いい姿勢」を保つことができれば障害が起こりにくくなり、腰痛や坐骨神経痛の発生を防ぐことができます。ここでいう「いい姿勢」とは、後部の椎間関節と前部の椎間板のどちらか一方だけに圧力が偏ることなく均等に力が分散しバランスの取れた姿勢のことで、これを「ニュートラルポジション」といいます。

ところが、ニュートラルポジションは「骨盤を何度に傾け、腰椎は何度のカーブを描く」などと、一律に数字で表すことはできません。外見が一人一人異なるように骨格や体型も人それぞれで、ニュートラルポジションは人によって違うからです。

自分のニュートラルポジションを知るには、実際に姿勢を変えながら確かめるのが最も確実で、わかりやすい方法です。次の手順を試してみてください。

ニュートラルポジションの見つけ方

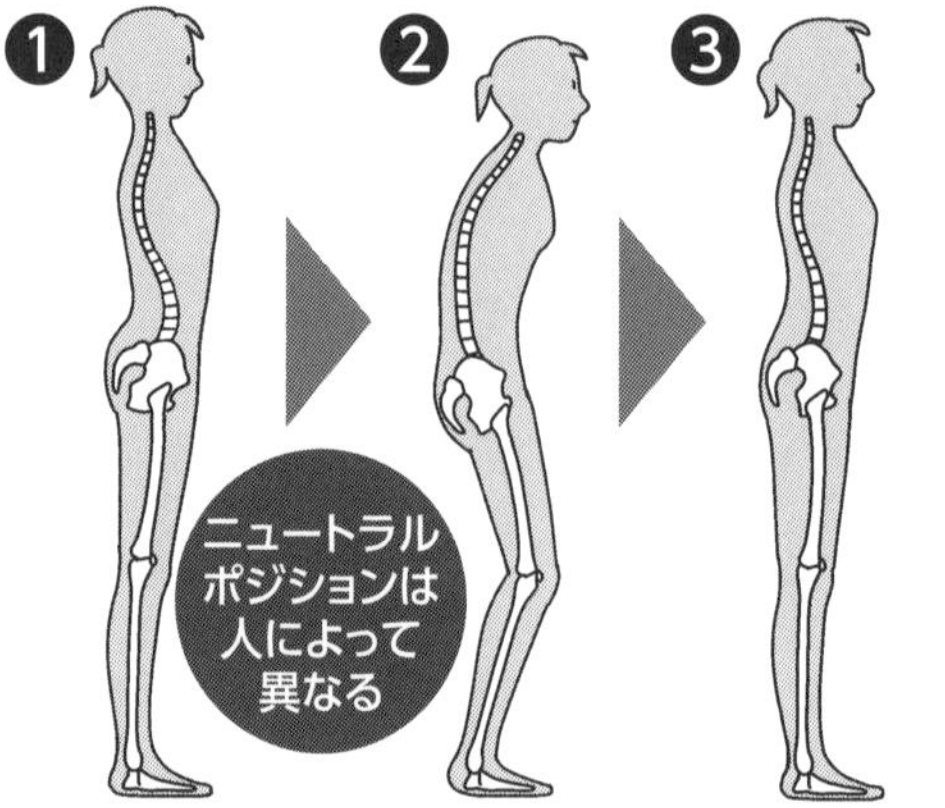
❶
❷
❸
ニュートラルポジションは人によって異なる

あごを引いて胸を張り、「気をつけの姿勢」を取る

自分が考える「悪い姿勢」を取る

❶と❷の中間の姿勢のどこかがニュートラルポジション

❶足を肩幅に開いて立ち、あごを引いて胸を張り、「気をつけの姿勢」を取る

❷次に、自分が考える「悪い姿勢」をしてみる

❸❶と❷の中間くらいの姿勢を取る

「いい姿勢になってください」というと、❶の姿勢をする人が多いのですが、この姿勢は腰が反りすぎて腰椎に負担がかかりがちで、いい姿勢とはいえません。❷では、たいていの人は、ネコ背や、腰を曲げたような姿勢になるでしょう。❸で❶と❷の中間の姿勢を取ったとき、体のどこの筋肉も緊張しすぎず、らくに立っている感覚が得られれば、それがご自身にとってのニュートラルポジションとなります。

一度でよくわからなければ、何度か❶～❸を試して、自分のニュートラルポジションを見つけましょう。日常的にこの姿勢を保つよう意識すれば、腰椎への負担が減り、坐骨神経痛を起こすことも少なくなってくるはずです。

（金岡恒治）

Q72 坐骨神経痛を防ぐ座り方はありますか？

イスに座っているときもニュートラルポジションを保つことで、腰椎《ようつい》（背骨の腰の部分）の負担を減らし、坐《ざ》骨《こつ》神経痛を予防できます。座るときはリラックスタイムであることも多いので、つい姿勢のクセが出やすく、時間がたつにつれて姿勢がくずれることもあります。なるべく意識してニュートラルポジションを保ちましょう。

坐骨神経痛を防ぐ座り方

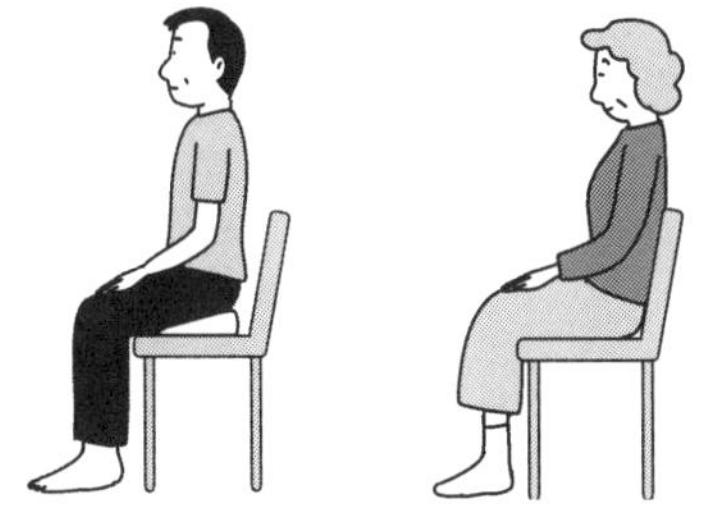

お尻の下に畳んだ座布団やクッションなどを敷く

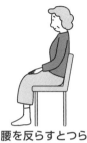

腰を反らすとつらい人は、イスに深く腰かけて背もたれを使う

イスに腰かけるとき、お尻《しり》の下に、座布団やクッションなどを敷き、ニュートラルポジションを保つ方法もあります。自分に合った骨盤の傾きになるよう、高さや厚みを調整します。

ただし、後屈障害型坐骨神経痛（77ページ参照）の人は、この方法では腰が反りすぎて症状が悪化することもあるので、イスに深く腰かけて背もたれを使い、らくな姿勢を取るようにします。背中にクッションを挟むのもいいでしょう。（金岡恒治）

Q 73

後屈障害型の坐骨神経痛で注意すべき日常動作はなんですか？

後屈障害型坐骨神経痛《ざこつしんけいつう》（77ページ参照）の人は、次のような場面で腰椎《ようつい》（背骨の腰の部分）が反って、後部の椎間関節《ついかんかんせつ》に負担がかかったり、脊柱管が狭まったりして、痛みやしびれが出やすくなります。

①**長時間立ちつづける、立って作業をする**……立ちつづけずに休憩を取ったり、作業時はイスに座ったり、片足を台に乗せたりして腰椎が反らないよう注意する。

②**体の片側に重みをかける**……ショルダーバッグを肩にかけたり、荷物を片手だけで持ったりすると、傾きを抑えようとするため、腰椎の椎間関節に負担がかかる。荷物の重みは左右均等に振り分けたり、リュックサックを利用したりするといい。

③**長く歩く**……足を踏み出すたびに腰椎が反って脊柱管が狭まるため、適度に休憩を挟み、坐骨神経痛が発生しそうになったら前かがみ姿勢で休むようにするといい。

④**坂・階段を下りる**……坂や階段を下りるときはバランスを取るために腰椎が反りがちになるので、手すりや杖《つえ》を使いながら、なるべく下を向いて下りる。（金岡恒治）

Q74 前屈障害型の腰痛や坐骨神経痛で注意すべき日常動作はありますか？

前屈障害型の人は、次のような場面で椎間板《ついかんばん》の負担が増して椎間板内圧（85ページ参照）が高まり、腰痛や坐骨《ざこつ》神経痛を起こしやすいので注意しましょう。

①長時間座りつづける……デスクワークや車の運転で長時間座りつづけると、腰椎《ようつい》（背骨の腰の部分）が丸まって椎間板内圧が高まり椎間板への圧が増す。30分に一度は休憩を取り、背伸びをしたり、立ったり歩いたりするといい。

②物を持ち上げる……腰を曲げて荷物を持ち上げるとき、椎間板の内圧が高まる。一度しゃがんで体に引きつけてから、股《こ》関節・ひざを使って持ち上げるようにする。

③靴・靴下をはく……中腰の姿勢で靴や靴下をはこうとすると、腰が曲がり、椎間板の圧が強まる。イスに座り、なるべく腰を伸ばして、片足を体に引きつけるようにしてかかとをイスの座面に乗せると負担が少ない。

④クシャミ・セキ……瞬間的に椎間板を圧迫するので、「きそうだ」と思ったら壁やテーブルに手をついて体を支え、前かがみにならないようにすます。

（金岡恒治）

Q75 運動療法で本当によくなるのですか？手術を回避できますか？

腰痛や坐骨《ざこつ》神経痛があると、体を動かさなくなる人も少なくありません。症状が現れた直後で激しい痛みがあるときは安静が必要ですが、そのまま体を動かさなくなってしまってはいけません。足腰の筋肉が衰え、関節の柔軟性がしだいに失われて腰椎《ようつい》（背骨の腰の部分）が不安定になり、さらに症状が悪化する恐れがあります。薬物療法などで症状が落ち着いたら、できるだけ早く運動療法を始めましょう。腰痛や坐骨神経痛の運動療法では腰椎を支える体幹筋（胴体の筋肉）を強化することが大切ですが、筋肉の「使い方」を身につけることも重要です。筋肉を上手に使って関節や神経に負担をかけない姿勢を維持できるようになれば、症状が改善に向かい、手術を回避できる可能性も高まります。立つ、歩く、座るなどの動作を行うさいの筋肉の上手な動かし方のコツを身につける手段は、運動療法以外にはありません。運動療法でこれを体得すれば、どんな動作をしてもニュートラルポジション（119ページ参照）を維持できるようになり、痛みやしびれなどの症状の発生を抑えることができます。（金岡恒治）

Q76 運動療法を試せない人はいますか？

痛みやしびれなどの症状が非常に強い人は、無理をして運動療法を行ってはいけません。そのほか、重症度や原因によっては運動療法が不向きである場合もあります。

①馬尾症候群《ばびしょうこうぐん》（54ジペー参照）の重い症状があるとき……腰部脊柱管狭窄症《せきちゆうかんきようさく》などで馬尾《ばび》（脊髄《せきずい》の下端の神経の束）が圧迫されると、馬尾症候群という症状が現れることがあります。軽い間欠性跛行《はこう》（こま切れにしか歩けなくなる症状）程度であれば運動療法で改善することもありますが、続けて10メートルも歩けないような重い間欠性跛行や、排尿・排便障害、自分の意志で足が全く動かせない下肢《かし》のマヒなどがある場合は、運動療法を試すよりも先に、速やかに専門医を受診し、手術も検討すべきです。神経が回復できないほどの重いダメージを受けてしまう可能性があります。

②骨折・腫瘍《しゆよう》・感染症などが原因のとき……圧迫骨折（骨粗鬆症《こつそしよう》などによる椎体《ついたい》の変形）、腫瘍、細菌の感染症（化膿《かのう》性脊椎《せきつい》炎・脊椎カリエスなど）などで腰椎《ようつい》（背骨の腰の部分）が障害されていることが原因の腰痛や坐骨《ざこつ》神経痛は、運動療法では改善しません。原疾患《しつかん》（もとになる病気）の治療を優先します。

（金岡恒治）

Q77 高齢者でも運動療法を行って大丈夫ですか？

運動療法には、筋力の低下を予防したり、関節の可動域を広げて滑らかに動くようにしたりといった効果があります。運動療法を無理なく続けて痛みやしびれなどの症状が改善し、手術を回避できている高齢者は現実におおぜいいます。そのほか、運動療法には、心肺機能を高め、血流を促して、生活習慣病を予防・改善する効果もあります。つまり、運動療法は、高齢者にこそ行ってほしい治療法なのです。

同じ腰痛や坐骨《ざこつ》神経痛でも、人によって症状はさまざまです。体力や筋力、骨格、関節の柔軟性なども一人一人で異なります。高齢になればなおさらその違いは大きく、人によってはすぐに効果が現れないかもしれません。しかし、症状を改善するには、自分に合った種類や強度の運動療法を「始める」「続ける」ことが最も大切です。高齢だからとひるまずに、「これならできそうだ」と思う運動から試してみましょう。

ただ、高齢者は一般に骨や筋肉が衰えていることもあり、思わぬ転倒で骨折したり、早く効果を上げようと頑張りすぎるあまりほかの部位に障害が起こったりする可能性もあります。心身ともに余裕を持って運動療法に取り組みましょう。（金岡恒治）

Q78 運動療法で効果が感じられません。どうすればいいですか？

運動療法で効果が感じられない理由として、次のようなことが考えられます。

①自分の症状の原因に合わない運動をしている

例えば、殿部の神経が筋膜（筋肉や神経などを包む薄い膜状の組織）に締めつけられているのに腰椎《ようつい》（背骨の腰の部分）の負担を減らすような運動療法ばかり行っても、症状は改善しません。また、腰椎椎間板《ついかんばん》ヘルニアが原因なのに腰椎を前に曲げる運動をすればヘルニアの突出が大きくなり、症状は改善するどころか悪化します。まずは自分の症状の原因やタイプを特定し、それに合った運動療法を始めるべきです。

②体の動かし方が間違っている

腰を反らしているつもりでも、腰ではなく背中を反らしていた、といったことが少なからずあります。運動習慣のない人は、イメージしたとおりに自分の体を動かせないことがあるのです。そんな場合は、運動療法にくわしい医師に相談し、リハビリテーションのプロである理学療法士に指導を受けるといいでしょう。

（金岡恒治）

Q 79
症状がよくなったら運動療法はやめていいですか？

症状が改善しても、運動療法はぜひ続けてください。再発の防止に役立つからです。加えて、運動療法を続けていると、体をらくに動かせるようになり、家事などの作業がスムーズになったり、歩ける距離が延びたりと、日常生活動作*（ADL）も向上します。

腰痛や坐骨《ざこつ》神経痛の運動療法では、腰椎《ようつい》（背骨の腰の部分）を支える役割を果たしている体幹深層筋（体の深いところにある体幹筋）を鍛えることが重要です。中でも、代表的な体幹深層筋である腹横筋《ふくおうきん》・多裂筋《たれつきん》などをうまく使えるようになると、腰椎の安定性が格段に向上し、腰椎椎間板《ついかんばん》ヘルニアなどの腰部の障害を予防できます。腰部脊柱管狭窄《せきちゅうかんきょうさく》症でも、腰椎が後弯《こうわん》した（丸まった）姿勢を体幹筋で保持できれば、脊柱管が広がりやすくなり、症状を軽減できます。（金岡恒治）

体幹筋（断面）

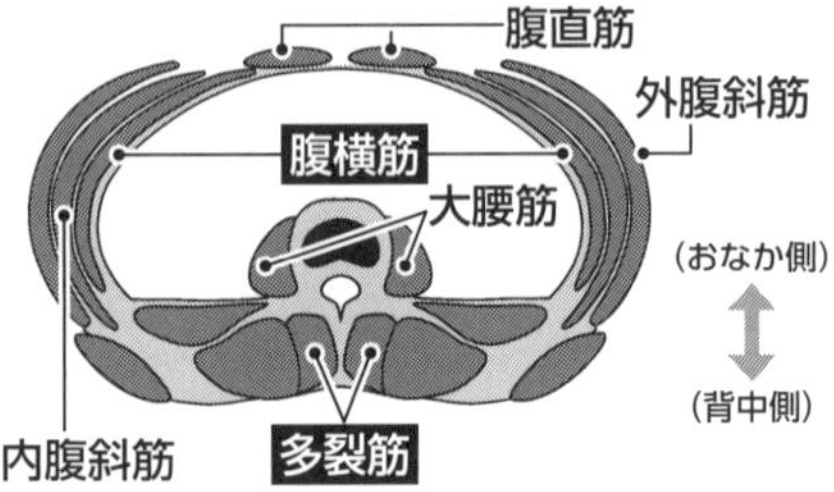

＊食事・着替え・移動・排泄・身だしなみを整える・入浴など、日常生活で不可欠な基本的行動のこと。ADL: Activities of Daily Living.

Q 80 悪化予防には腹筋強化が必要とのことで上体起こしの運動をしていますが、効きますか？

あおむけの姿勢から上体を起こすいわゆる「腹筋運動」は、主に腹直筋《ふくちょくきん》（おなか正面を縦に走る長い筋肉）を鍛えることを目的に行われてきた運動です。

ところが近年、海外の研究で、こうした上体起こしの腹筋運動は、実は腰痛の原因になることがわかってきました。力がかかった状態で腰を曲げ伸ばしすると、椎間板《ついかんばん》を傷めたり脊柱管《せきちゅうかん》が狭まったりして、腰痛の原因になるのです。そのため、上体起こしの腹筋運動は、最近はあまり推奨されなくなっています。

腹直筋も大切ですが、腰痛や坐骨《ざこつ》神経痛の悪化予防が目的であれば、**「ドローイン」**（131ページ参照）、**「ハンドニー」**（144ページ参照）を行って、**腹横筋《ふくおうきん》・多裂筋《たれつきん》**などの**体幹深層筋**（体の深いところにある筋肉）を鍛えるほうが効果的で、効率的です。

あおむけ姿勢で行いたい場合は、まずドローインをして腹横筋を働かせてから、腹直筋を使って上体を持ち上げます。体幹深層筋を先に使うことが、腰痛などを起こさないための、正しい体の使い方です。

（金岡恒治）

Q 81

坐骨神経痛のある人は、まずどんな体操をやればいいですか？

症状を改善するには、腰椎《ようつい》（背骨の腰の部分）を支える体幹深層筋（体の深いところにある筋肉）を鍛え、その使い方を身につけるための体操が効果的です。体幹深層筋の中でも、腰痛や坐骨《ざこつ》神経痛のタイプにかかわらず鍛えておきたいのが腹横筋《ふくおうきん》です。

腹横筋は体幹筋のうち最も深いところにある深部筋肉です。上は肋骨《ろっこつ》、下は骨盤、背面は背骨につながり、前面は腱膜《けんまく》という膜状の線維組織となって左右がつながっています。おなかをぐるりと取り巻く筒状の形で、ちょうどコルセットのように腰椎を支えています。

腹横筋

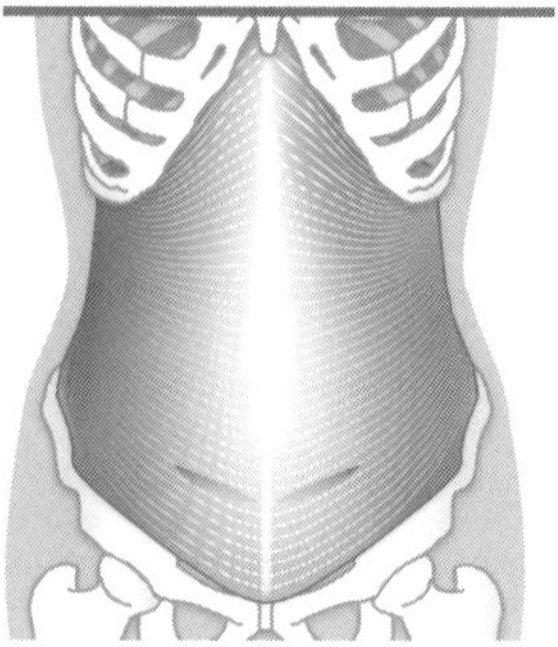

腹横筋を鍛え、その使い方を身につけるために最適な運動は、「ドローイン」です。あおむけに寝ておなかをへこませるだけの簡単な体操ですが、朝と夜の2回、3週間ほど続ければ、腰が安定してきたのが実感でき、腰痛や坐骨神経痛の改善も期待できます。

（金岡恒治）

ドローイン

腹横筋を鍛える。腹横筋を使う感覚を体で覚える

❶あおむけに寝て両足を肩幅に開き、ひざを直角に立てる。

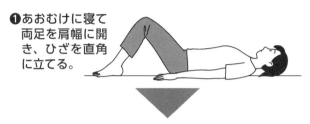

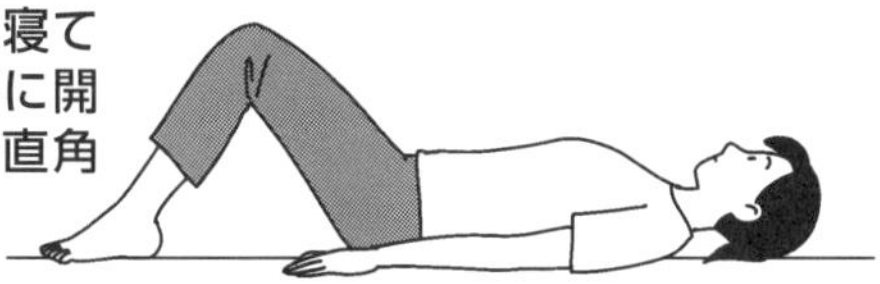

❷両手を下腹部に当て、おなかが膨らむのを確認しながら、５秒かけて鼻から息を吸う。

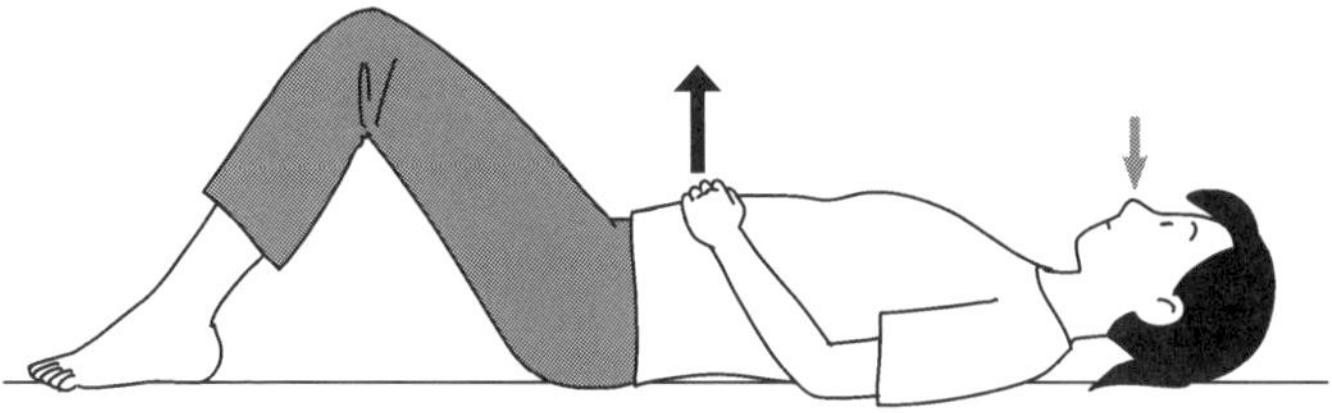

❸５秒かけて口から息を吐きながら、ヘソを体の中へ引き込むようにおなかをへこませ、静かに呼吸しながら 10 秒キープ。

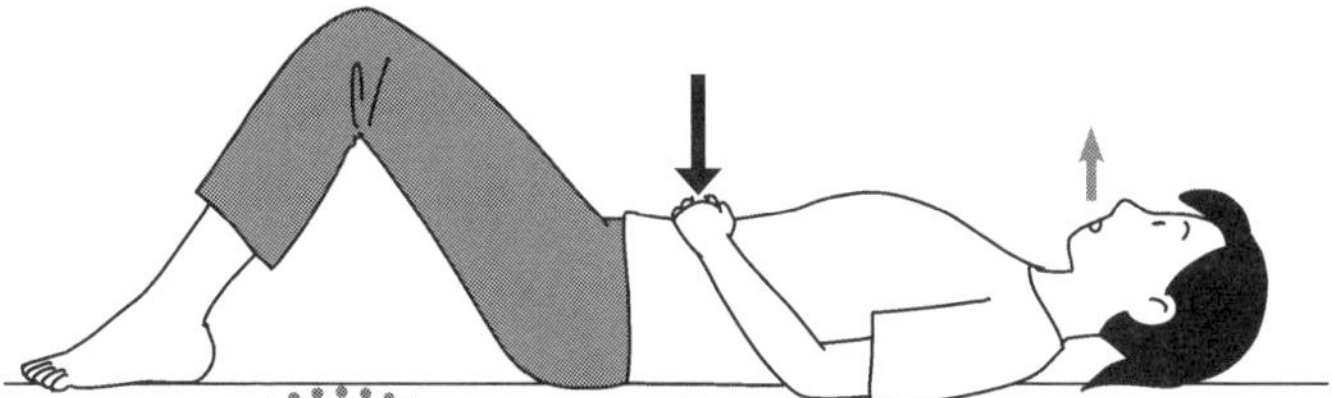

❷〜❸を3回くり返して1セット。1日2セットを目安に行う。

腰がぴったり床につくようにする

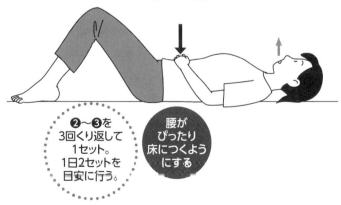

Q82 腰部脊柱管狭窄症のような後屈障害型の坐骨神経痛を素早く軽減する体操はありませんか？

後屈障害型坐骨《ざこつ》神経痛は、「反り腰」がクセになっている人に多く見られます。反り腰とは骨盤が前傾し、腰椎《ようつい》（背骨の腰の部分）の反りが強くなる姿勢をいいます。反り腰がクセになる原因の一つは、いい姿勢を取ろうと意識しすぎることです。あごを引いて胸を張り、背すじをピンと伸ばすと、腰の部分が反ってしまいます。腰椎はもともと自然に前弯《ぜんわん》して（反って）いますが、そのカーブが強くなりすぎるのです。

このような反り腰は、一見「いい姿勢」に見えますが、後部の椎間関節《ついかんかんせつ》に常に上体の重みが強くかかることになるため、椎間関節が変形したり、黄色靱帯《じんたい》が肥厚《ひこう》したりして脊柱管《せきちゅうかん》が狭まりやすくなります。反り腰がクセになると、腹横筋《ふくおうきん》などの体幹深層筋（体の深いところにある筋肉）もあまり使われなくなるため、腰椎が不安定になり、坐骨神経痛や腰痛が悪化してしまいます。

腰部脊柱管狭窄《きょうさく》症など、後屈障害型の坐骨神経痛を軽減するには、反り腰にならないよう、骨盤を後傾させるのが効果的です。というのは、腰椎の反りぐあいは骨盤の

反り腰が痛みを招く

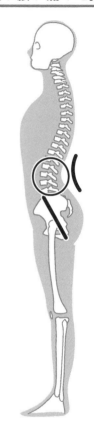

骨盤が前傾して腰椎の反りが強すぎる「反り腰」の状態。腰椎後部の椎間関節の間が狭まり、負担が大きくなるため、腰部脊柱管狭窄症など後屈障害型の坐骨神経痛を招きやすくなる。

傾きと密接にかかわっており、骨盤が後傾するのに伴って、腰椎の反りもゆるむからです。腰椎の反りがゆるめば脊柱管も広がり、神経への締めつけが和らいで、症状を軽減することができるのです。

ところが、ふだんから反り腰がクセになっている後屈障害型の人は、骨盤を前傾させる（腰椎を反らす）のは得意なのに、骨盤を後傾させる（腰椎を丸める）のは苦手なことが多いのです。骨盤を後傾させる感覚をつかみ、そのための筋肉の使い方ができるように鍛える体操を行えば、その場で症状を和らげることも可能です。（金岡恒治）

Q83

後屈障害型の坐骨神経痛は具体的にどんな体操で症状が和らぎますか？

反り腰のクセを正し、後屈障害型の症状を和らげるには、骨盤を後傾させる「骨盤後傾体操」が有効です。腹横筋《ふくおうきん》を鍛えるドローイン（131ジ）に似ていますが、腹横筋を鍛えるというよりは、骨盤を後傾させることを重視した体操です。痛みを感じたときに行えば、症状を素早く軽減することができます。やり方は簡単です。あおむけに寝て腰に片手を入れ、その手をつぶすようなつもりで押さえつけるだけです。骨盤が後傾すると同時に腰椎《ようつい》（背骨の腰の部分）後部の椎間関節《ついかんかんせつ》が広がり、黄色靱帯《じんたい》のたるみがゆるんで脊柱管の狭窄《きょうさく》が緩和されるため、症状を和らげることができます。

さらに、この体操で骨盤を後傾させるコツをつかめば、立っているときや座っているときでも、痛みを感じたらすぐに骨盤を後傾させ、症状を緩和できるようになります。「骨盤を後傾する」といっても、最初はなかなか体の使い方がわからないかもしれませんが、骨盤後傾体操を朝夕2回、3週間ほど続ければ、骨盤を後傾させて腰を丸める体の使い方が、徐々にできるようになるはずです。

（金岡恒治）

骨盤後傾体操

骨盤を後傾させる。骨盤を後傾させる感覚を体で覚える

❶あおむけに寝て両足を肩幅に開き、ひざを直角に立てる。腰と床のすきまに、片手の手のひらを下にして入れる。5秒かけて鼻から息を吸う。

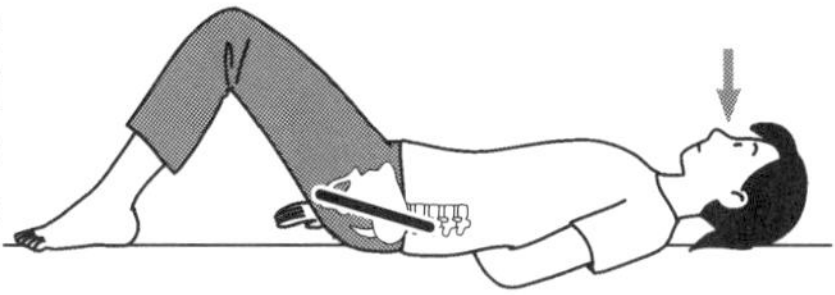

❷５秒かけて口から息を吐きながら、腰で手をつぶすようなつもりで、骨盤を後傾させていく。

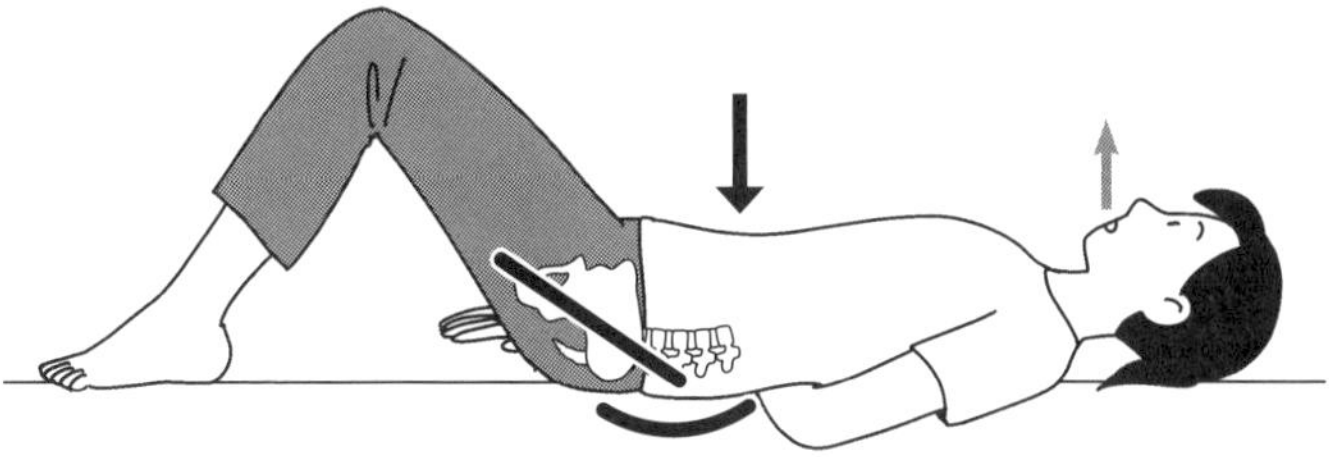

❸鼻から息を吸い、また５秒かけて口から息を吐きながら、首を持ち上げる。

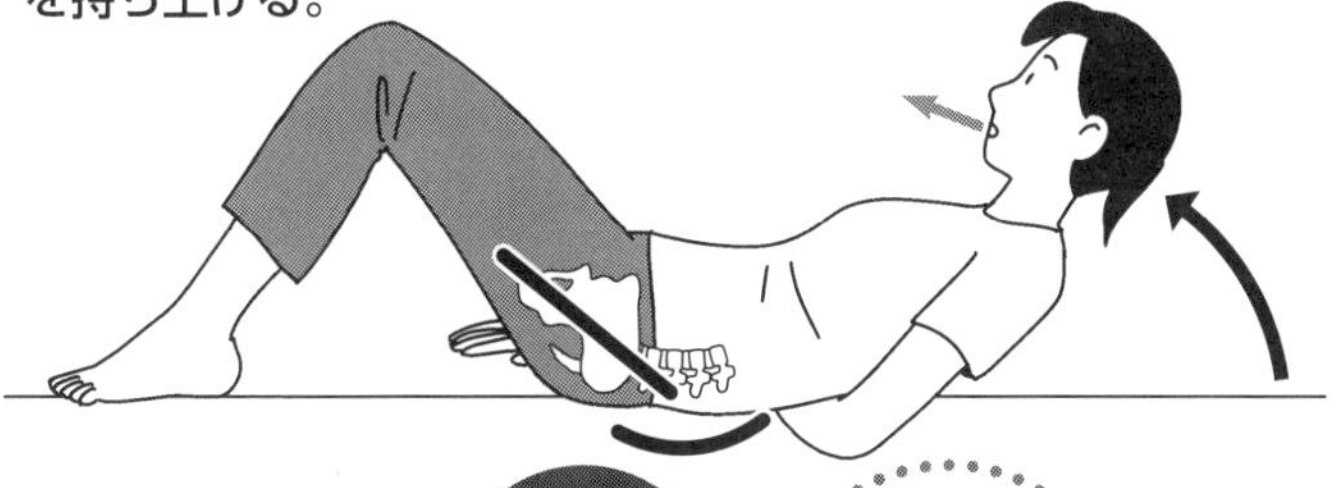

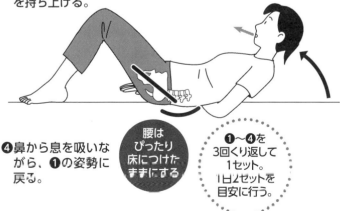

❹鼻から息を吸いながら、❶の姿勢に戻る。

腰はぴったり床につけたままにする

❶～❹を3回くり返して1セット。1日2セットを目安に行う。

Q 84 後屈障害型の坐骨神経痛を根本から改善する体操はないですか?

「骨盤後傾体操」（135ページ）に加え、「ネコのポーズ」「胸椎《きょうつい》反らし」「前もも伸ばし」で、弱った腹筋や骨盤を後傾させるための筋肉を、強く柔軟にしましょう。

「ネコのポーズ」は、衰えると反り腰の原因となる腹直筋《ふくちょくきん》を鍛えます。同時に、腰椎《ようつい》（背骨の腰の部分）後部の椎間関節《ついかんかんせつ》を広げる効果、腹横筋《ふくおうきん》などの体幹深層筋（体の深いところにある筋肉）を鍛える効果も期待できます。

「胸椎反らし」は、胸椎（背骨の胸の部分）を動かす訓練です。本来、後屈障害型には上体を反らす動きはよくないのですが、腰椎ではなく胸椎を動かして上体を反る体の使い方を身につければ、体の柔軟性を保ちながら腰椎を守ることができます。上を向くさいは腰椎を反らさず、胸椎を反らせるようにしましょう。

「前もも伸ばし」は、太もも前面にある大腿四頭筋《だいたいしとうきん》という筋肉が硬くなっていると股《こ》関節が伸びず、骨盤をうまく後傾できないので、ストレッチで柔軟にする体操です。

（金岡恒治）

ネコのポーズ*

腹直筋を鍛えて反り腰を防ぐ。

❶ひざを立てて四つばいになる。視線は床に向け、背中を反らさないよう注意する。

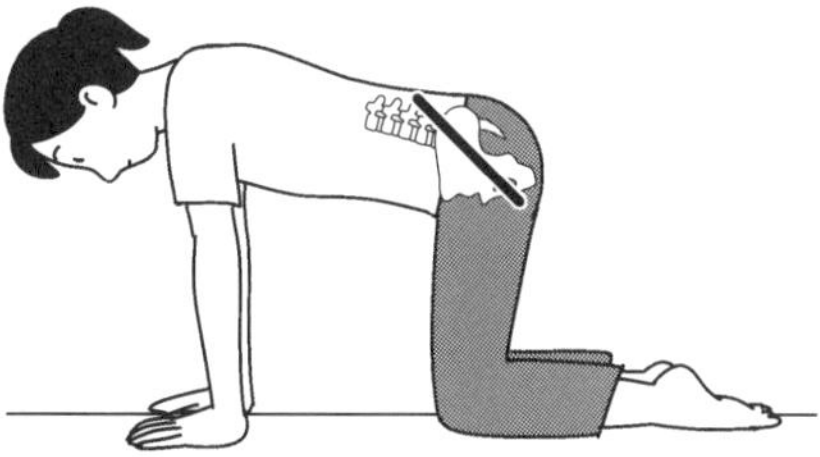

❷鼻から息を吸いながら、背中と腰を上へ引き上げるようにして、背骨全体を丸め、自然に呼吸しながら 10 秒キープ。

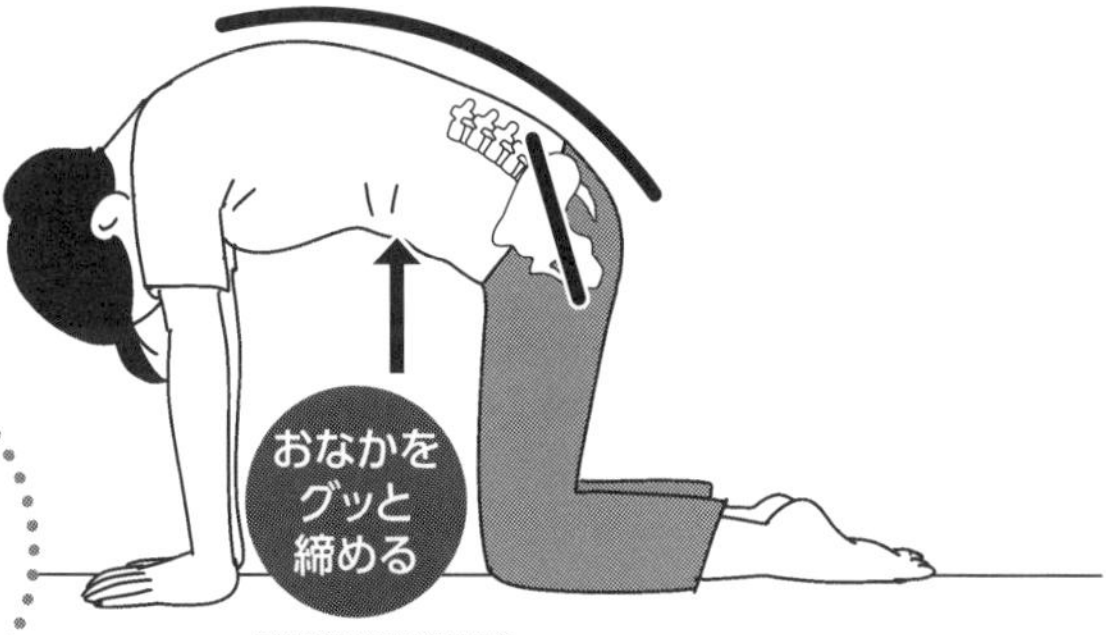

❶～❹を
3回くり返して
1セット。
1日2セットを
目安に行う。

お尻が
浮かないよう
に注意する

❸口から息を吐きながら、手の位置を動かさずに、ゆっくりとお尻を後ろに引き、腰椎を丸めながら正座する。
自然に呼吸しながら
10 秒キープ。

❹鼻から息を吸いながら、❶の姿勢に戻る。

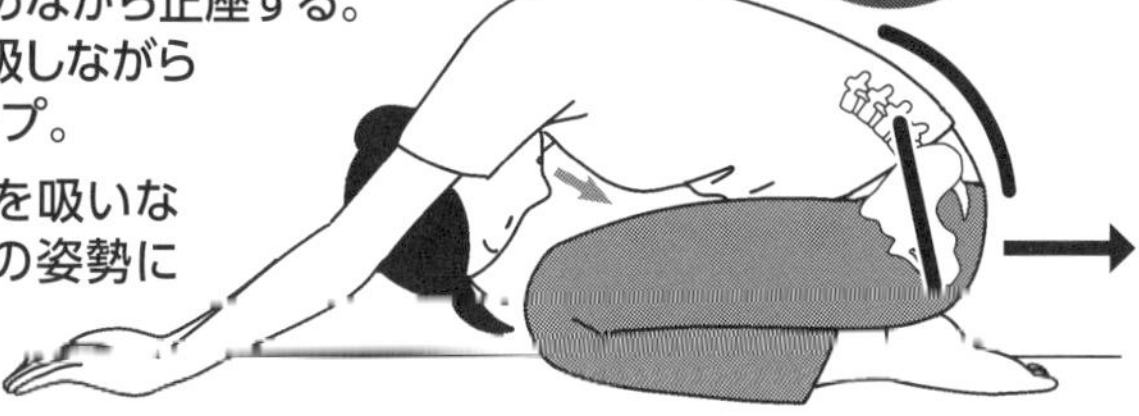

＊桐蔭横浜大学スポーツ健康政策学部スポーツテクノロジー学科 成田崇矢教授考案

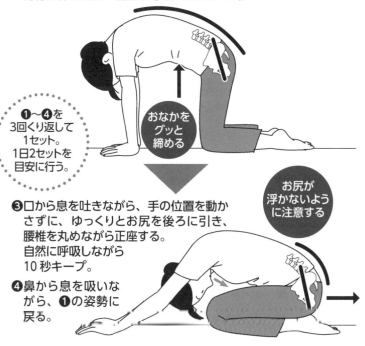

胸椎反らし

腰椎ではなく胸椎を動かす体の使い方を身につける

❶うつぶせになってひじを曲げ、手を顔の横に置く。

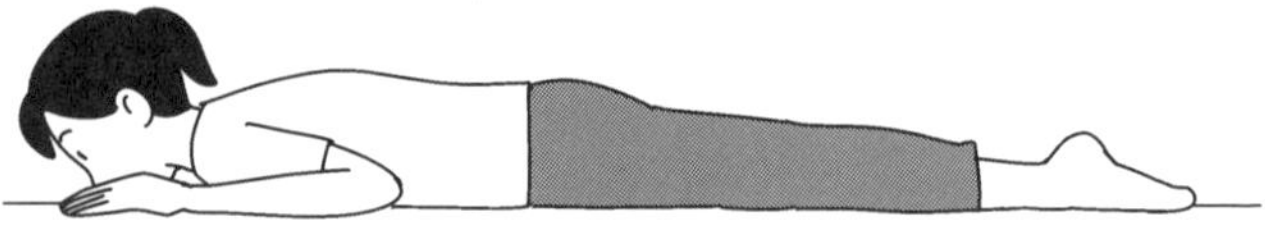

❷腕に力を入れ、口から息を吐きながら、ゆっくりと顔→首→胸を起こしていく。おなかは床につけたままにする。

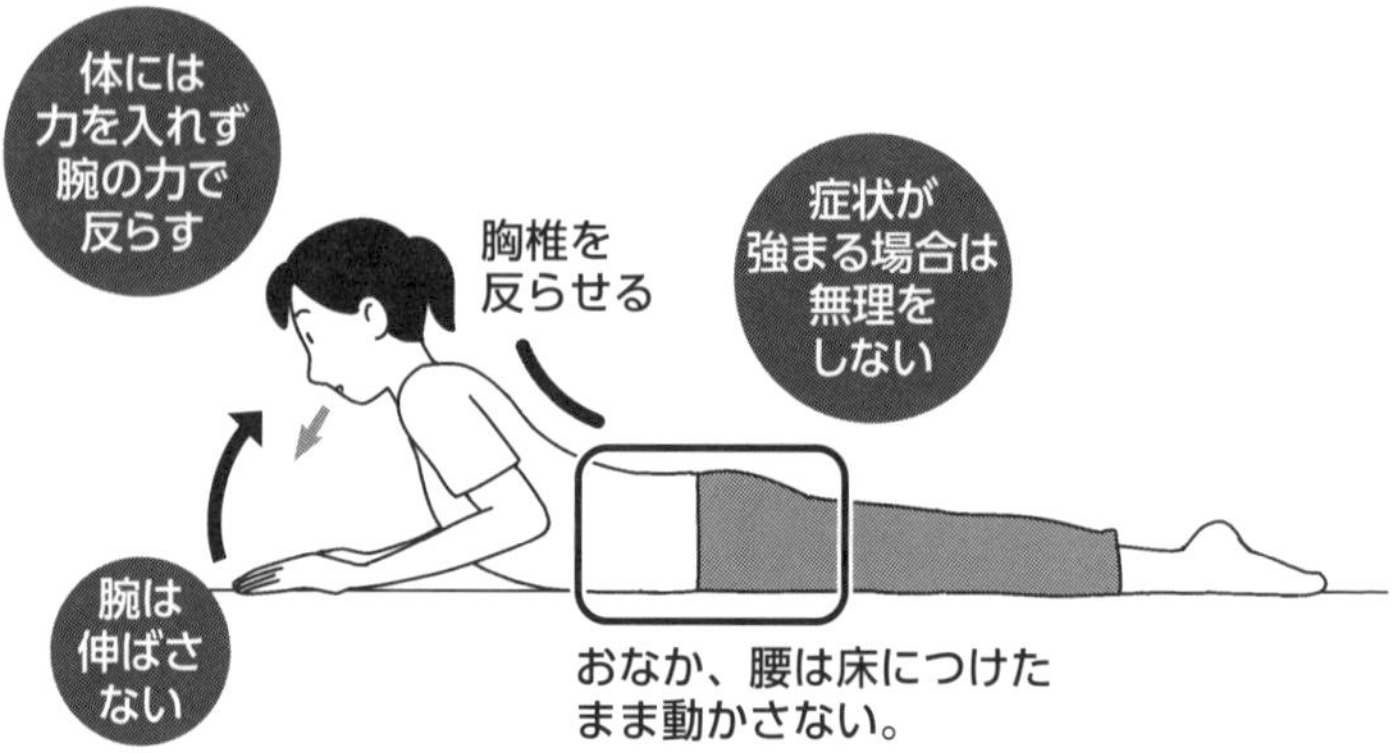
体には力を入れず腕の力で反らす
胸椎を反らせる
症状が強まる場合は無理をしない
腕は伸ばさない
おなか、腰は床につけたまま動かさない。

❸鼻から息を吸いながら、❶の姿勢に戻る。

❶〜❸を3回くり返して1セット。1日2セットを目安に行う。

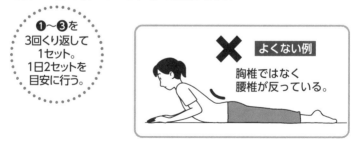

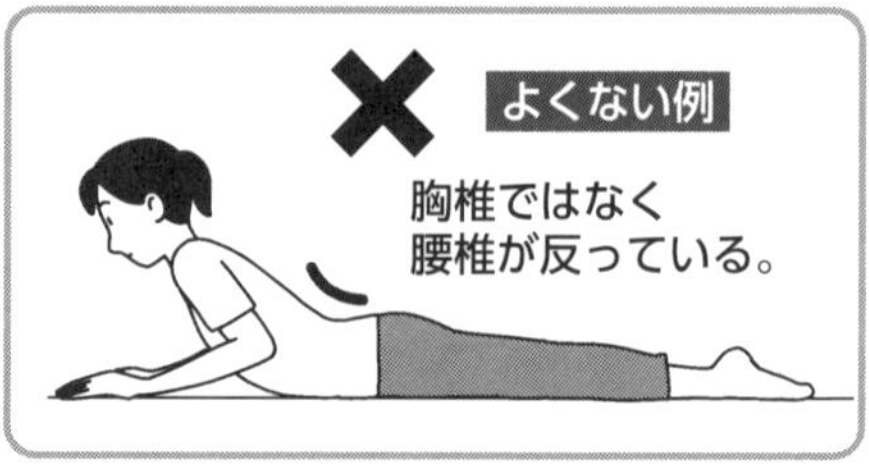
よくない例
胸椎ではなく腰椎が反っている。

前もも伸ばし

前もも前面の筋肉（大腿四頭筋）を柔軟にし、
骨盤を後傾しやすくする

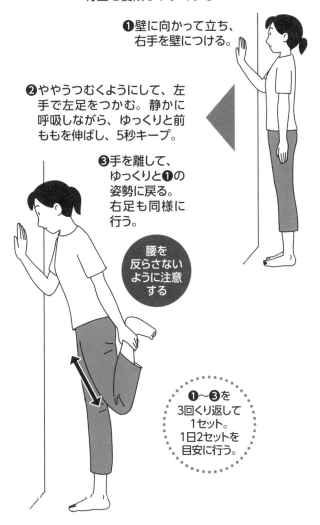

❶壁に向かって立ち、右手を壁につける。

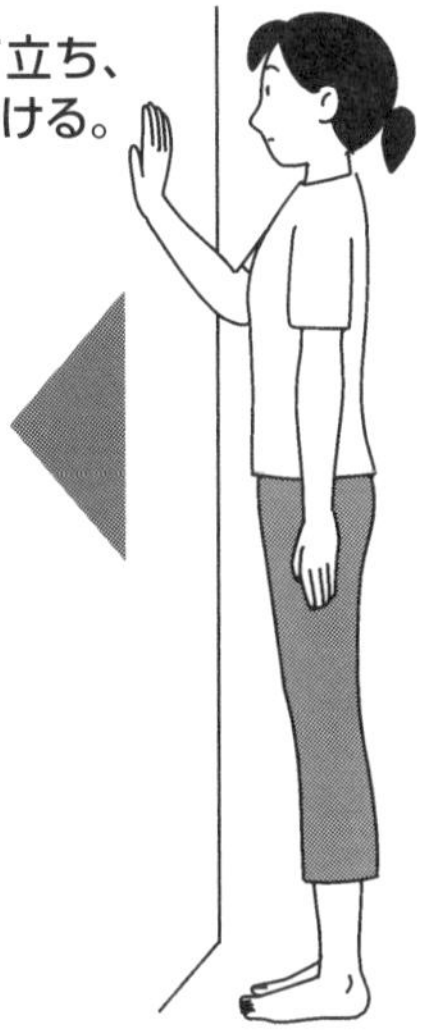

❷ややうつむくようにして、左手で左足をつかむ。静かに呼吸しながら、ゆっくりと前ももを伸ばし、5秒キープ。

❸手を離して、ゆっくりと❶の姿勢に戻る。右足も同様に行う。

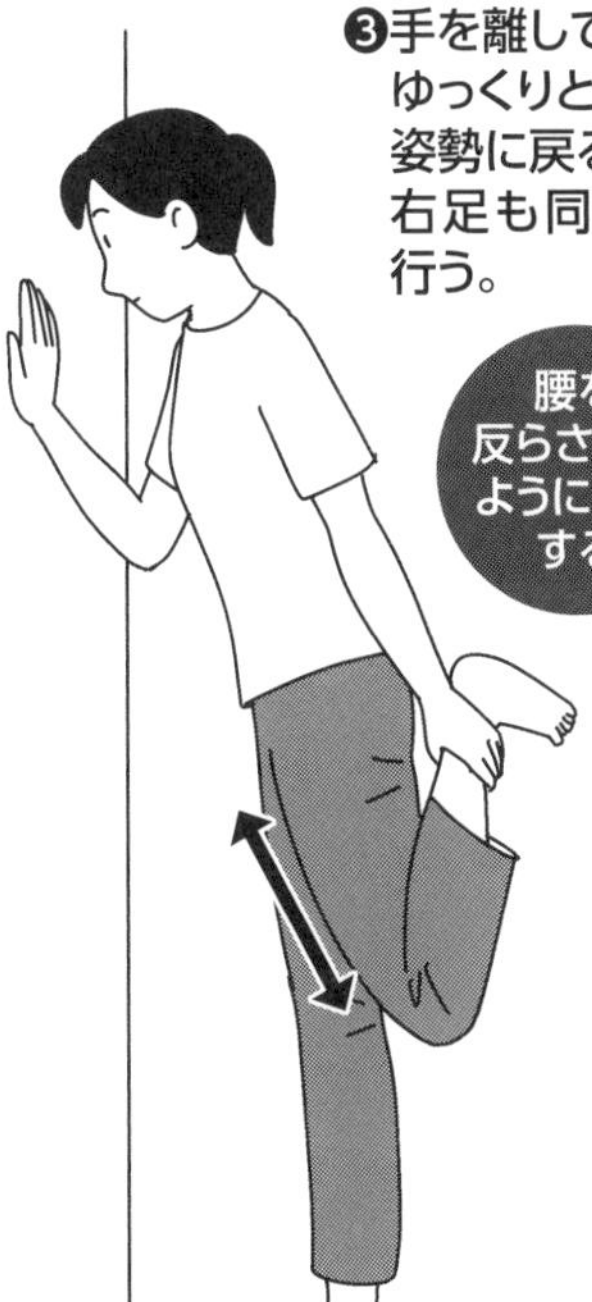

腰を反らさないように注意する

❶〜❸を3回くり返して1セット。1日2セットを目安に行う。

Q 85

腰椎椎間板ヘルニアのような前屈障害型の坐骨神経痛を素早く軽減する体操はありませんか？

前屈障害型坐骨《ざこつ》神経痛のほとんどは、腰椎椎間板《ようついついかんばん》ヘルニアが原因で起こります。腰椎（背骨の腰の部分）の前部にある椎間板（椎骨《ついこつ》と椎骨をつなぐ軟骨組織）に負荷がかかり、内部の髄核《ずいかく》というゼリー状の組織がずれ動いて脊柱管《せきちゅうかん》にはみ出て、中を通る神経を刺激している状態です。腰椎椎間板ヘルニアの人は、デスクワークや車の運転などで長時間座っていたり中腰での作業が多かったりと、前かがみの姿勢で椎間板に大きな圧力をかけていることが多いものです。痛みなどの症状が出たら、腰を反らせて腰椎前部への圧力をゆるめ、椎間板にかかる負担を小さくするとらくになります。

ただ、むやみに反らせるのではなく、ゆっくりと確実に、背骨の椎骨を一つずつ動かして体を反らせていく「じわじわ腰反らし」が効果的です。

ふだんから前かがみ姿勢の多い人は、胸椎も後ろに曲がりすぎ、ネコ背になっていることも少なくありません。じわじわ腰反らしを行えば、胸椎も含めて背骨全体の正しいカーブを取り戻すことができます。

（金岡恒治）

じわじわ腰反らし

背骨の椎骨を一つずつ動かして椎間板をゆるめる

❶うつぶせになってひじを曲げ、手を顔の横に置く。

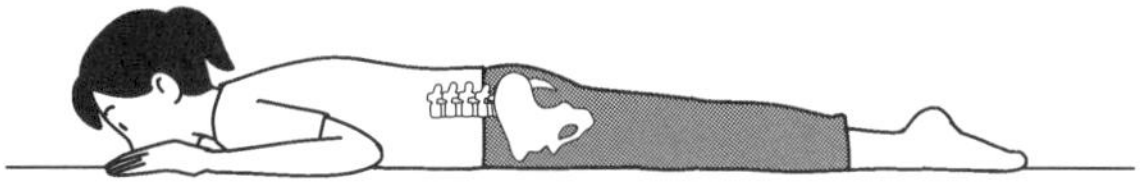

❷腕に力を入れ、口から息を吐きながら、ゆっくりと顔→首→胸を起こしていく。腹横筋を働かせて腰を安定させ、おなかは床につけたままにする。

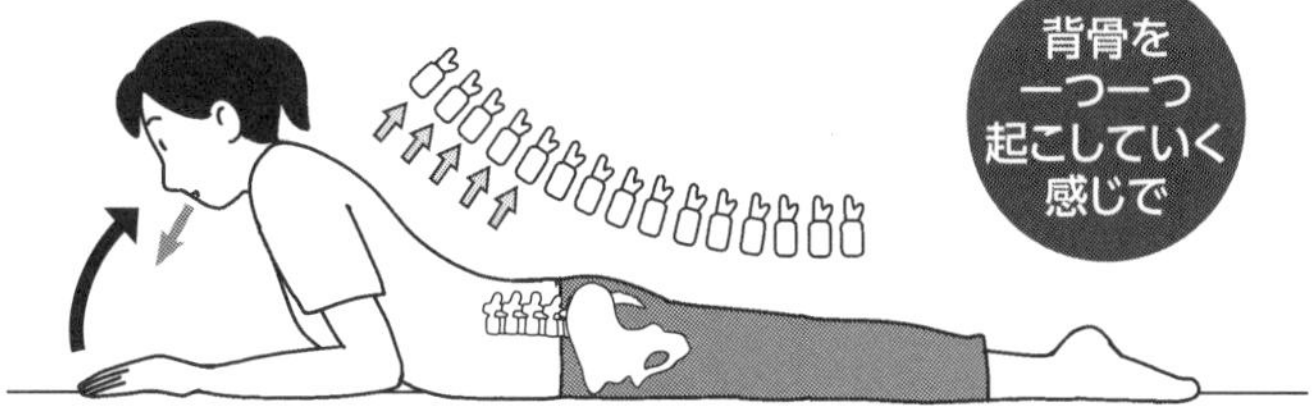
背骨を
一つ一つ
起こしていく
感じで

❸最後におなかも床から離し、自然に呼吸しながら 10 秒キープ。

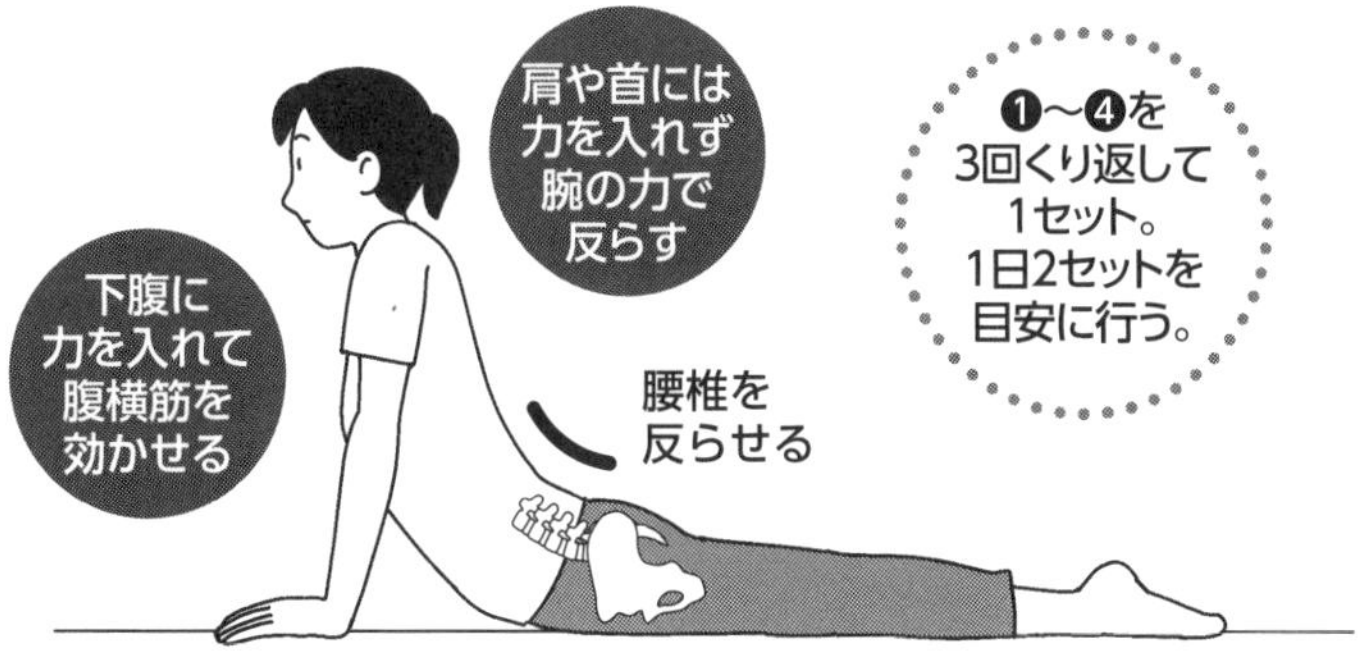
肩や首には
力を入れず
腕の力で
反らす
❶〜❹を
3回くり返して
1セット。
1日2セットを
目安に行う。
下腹に
力を入れて
腹横筋を
効かせる
腰椎を
反らせる

❹鼻から息を吸いながら、❶の姿勢に戻る。

Q86 前屈障害型の坐骨神経痛を根本から改善する体操はありますか？

前屈障害型の坐骨《ざこつ》神経痛の人が特に鍛えておきたいのが、多裂筋《たれつきん》という体幹深層筋（体の深いところにある筋肉）です。多裂筋は、頸椎《けいつい》（背骨の首の部分）から仙骨（骨盤の中央の骨）まで、背骨一つ一つに直接ついている短い筋肉の連なりで、背骨を安定させ、姿勢を保持する役割を果たしています。特に腰の部分では、腹横筋《ふくおうきん》（130㌻参照）などとともに腰椎《ようつい》（背骨の腰の部分）を支える重要な働きをします。

多裂筋

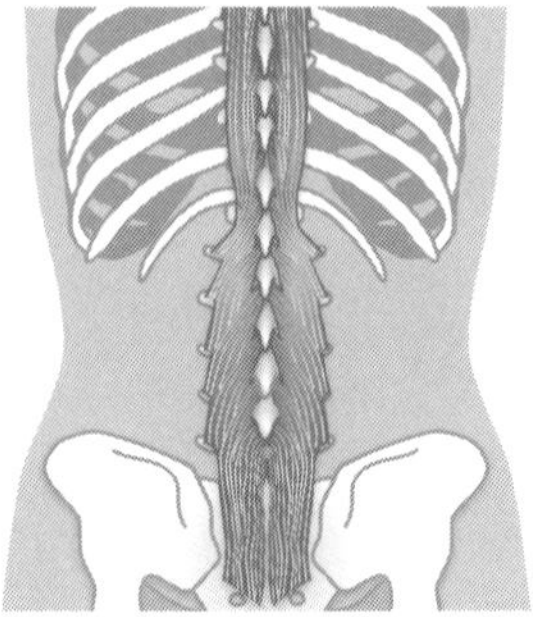

（背中側）

前㌻の「じわじわ腰反らし」に加え、左㌻からの「足上げ体操」「ハンドニー」を行うと、多裂筋や腹横筋などの体幹深層筋を鍛え、うまく働かせることができるようになります。加えて、「もも裏伸ばし」で太もも裏の筋肉（ハムストリングス）を柔軟にすれば、骨盤を前傾して腰椎を前弯《ぜんわん》（腰を反る）させやすくなり、症状の予防・改善に役立ちます。

（金岡恒治）

足上げ体操

多裂筋・腹横筋などの体幹深層筋を鍛えて
姿勢を保持する筋肉の働かせ方を身につける

❶床に手とひざをついて四つばいになる。

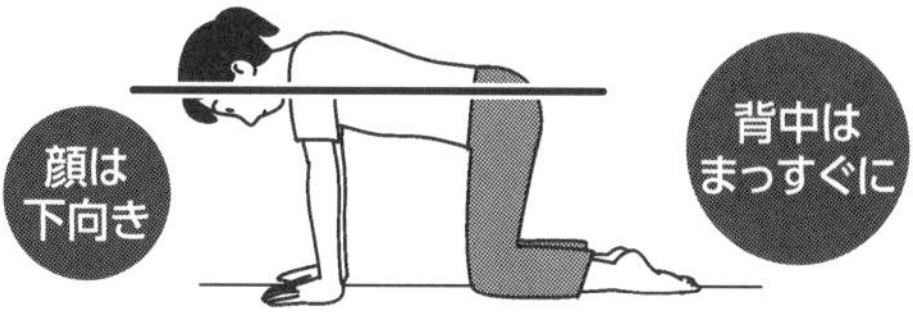

❷自然に呼吸しながら、左足を床と平行に上げる。頭から足先まで一直線になるよう意識しながら、10 秒キープ。

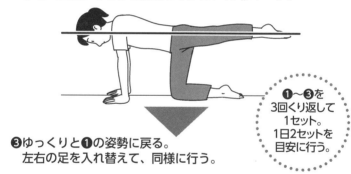

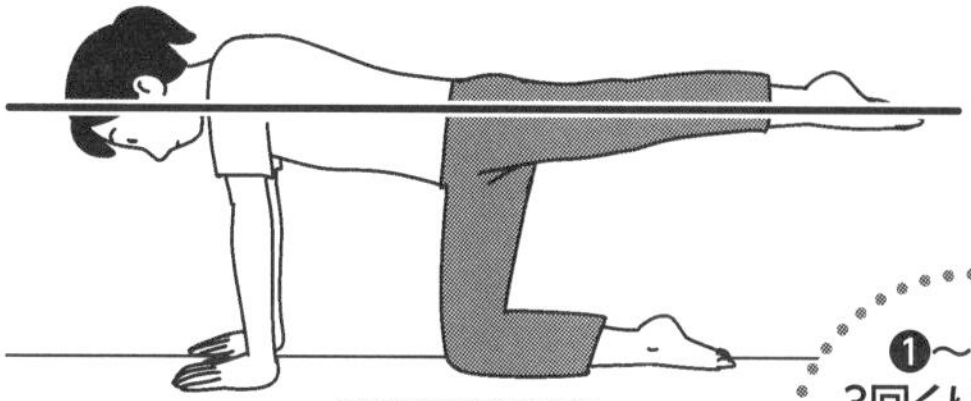

❸ゆっくりと❶の姿勢に戻る。
左右の足を入れ替えて、同様に行う。

❶〜❸を3回くり返して1セット。1日2セットを目安に行う。

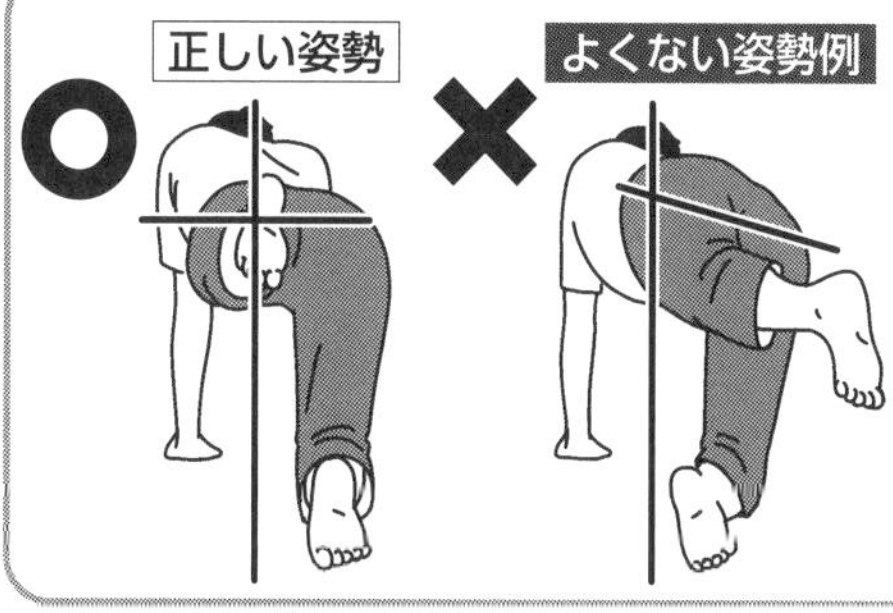

骨盤を床に対して平行に保ったまま足を上げることが肝心。
骨盤が傾いたり、重心が左右にずれたりすると、体のほかの部分に力が分散するため、多裂筋や腹横筋を鍛える効果が弱くなる。

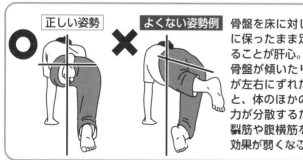

ハンドニー

多裂筋・腹横筋などの体幹深層筋を鍛えて
姿勢を保持する筋肉の働かせ方を身につける

❶床に手とひざをついて四つばいになる。

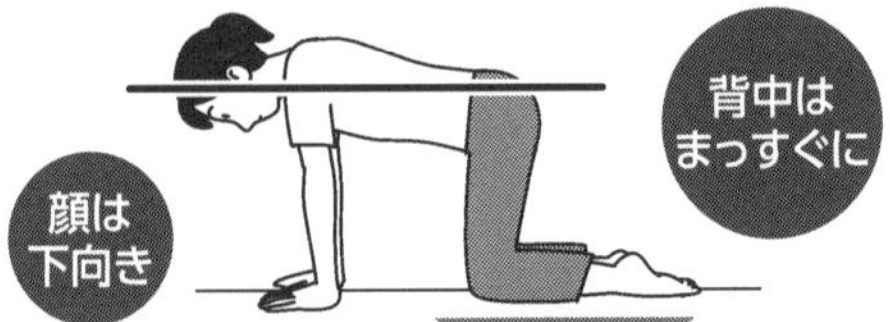

❷自然に呼吸しながら、右手を床と平行に上げる。

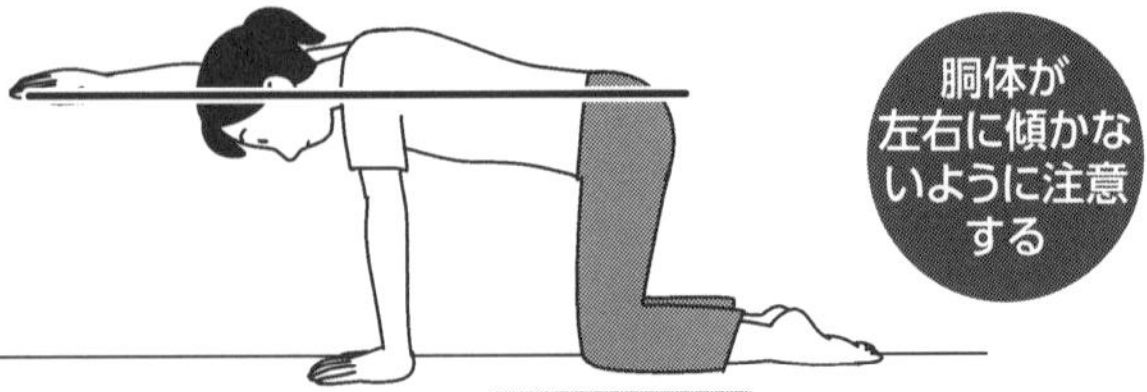

❸右手を上げたまま、左足を床と平行に上げる。手先から足先まで一直線になるよう意識しながら、10 秒キープ。

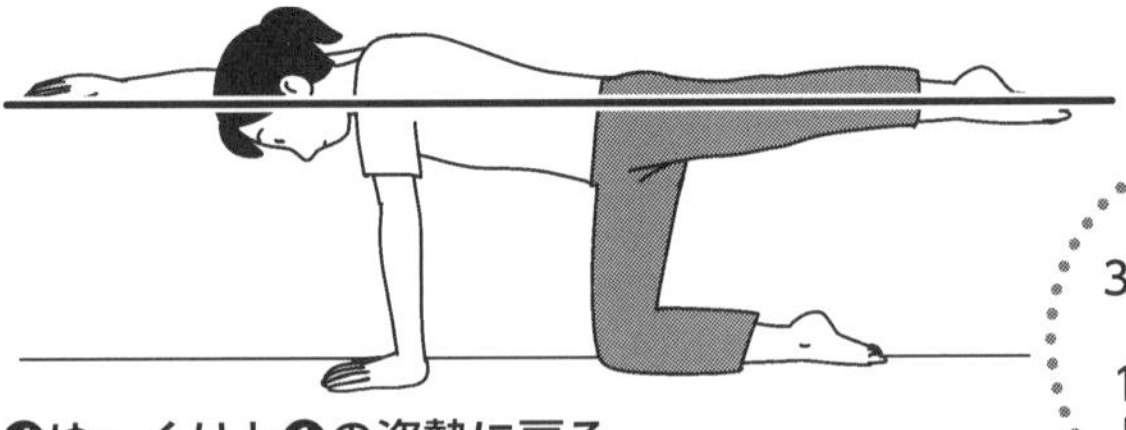

❹ゆっくりと❶の姿勢に戻る。
手足の左右を入れ替えて、同様に行う。

❶～❹を
3回くり返して
1セット。
1日2セットを
目安に行う。

うまくできない人は、最初は前ページの「足上げ体操」から始め、慣れてきたら、右腕と左足、左腕と右足を同時に上げる「ハンドニー」を行うといい。

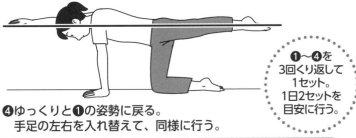

もも裏伸ばし

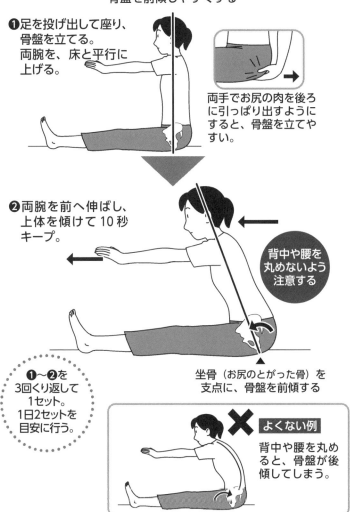

もも裏の筋肉（ハムストリングス）を柔軟にし、
骨盤を前傾しやすくする

❶足を投げ出して座り、
骨盤を立てる。
両腕を、床と平行に
上げる。

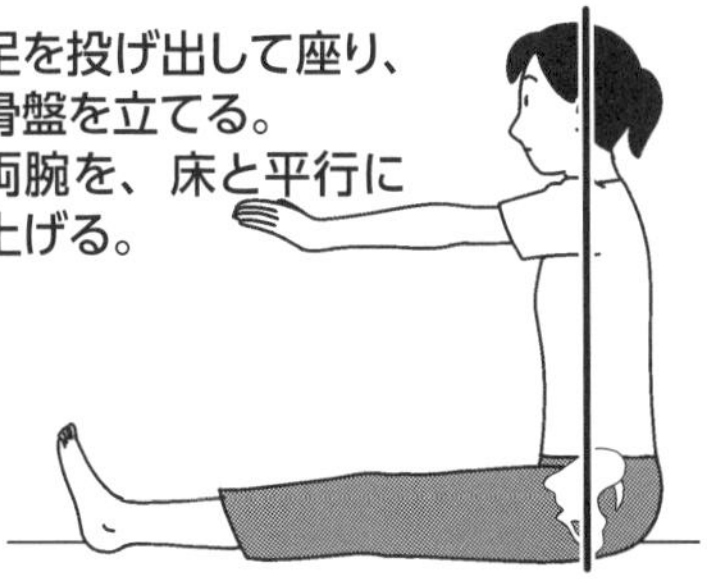

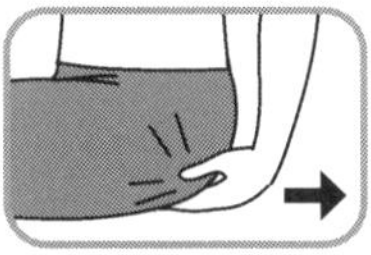

両手でお尻の肉を後ろに引っぱり出すようにすると、骨盤を立てやすい。

❷両腕を前へ伸ばし、
上体を傾けて 10 秒
キープ。

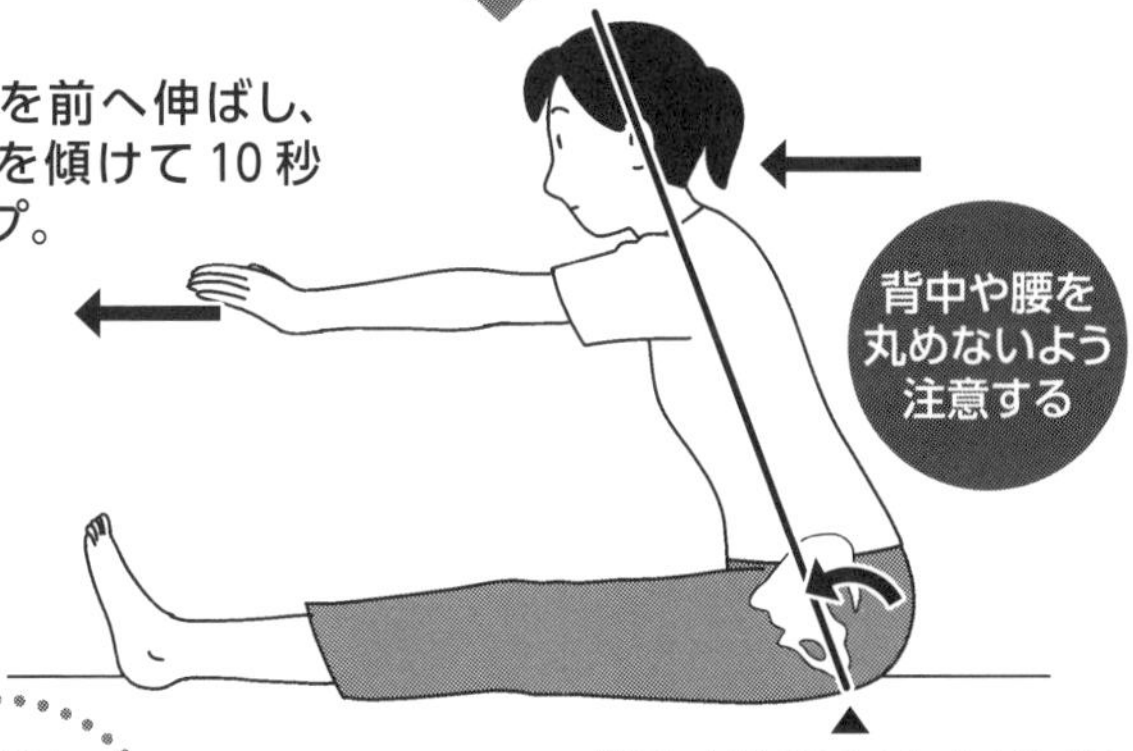

坐骨（お尻のとがった骨）を
支点に、骨盤を前傾する

❶～❷を
3回くり返して
1セット。
1日2セットを
目安に行う。

よくない例

背中や腰を丸めると、骨盤が後傾してしまう。

Q 87 特に女性は骨盤中央の仙骨の異常でも坐骨神経痛のような症状が出るそうですが、どう治しますか？

仙骨は骨盤の一部で、骨盤両側に張り出した腸骨との間に「仙腸《せんちょう》関節」という関節があります。仙腸関節は靱帯《じんたい》（骨と骨をつなぐ丈夫な線維組織）でしっかりと固められているため数ミリしか動かず、ふだんは意識されることはありません。

ところが、なんらかのきっかけで仙腸関節をずらすような力が加わると、関節周囲の靱帯が刺激されて炎症を起こし、腰・お尻《しり》・下肢《かし》・そけい部（体の前面の足のつけ根の部分）などに痛みが起こり、ひどい人は坐骨《ざこつ》神経痛と同じような、足先まで響くような痛みが現れます。女性に多く、妊娠・出産や生理のときに骨盤が開いて仙腸関節がゆるむことが原因といわれますが、実は性別や年齢に関係なく、誰にでも起こることがあります。仙腸関節に強い力が加わると、ギックリ腰のような急性腰痛を起こすこともあります。

仙腸関節

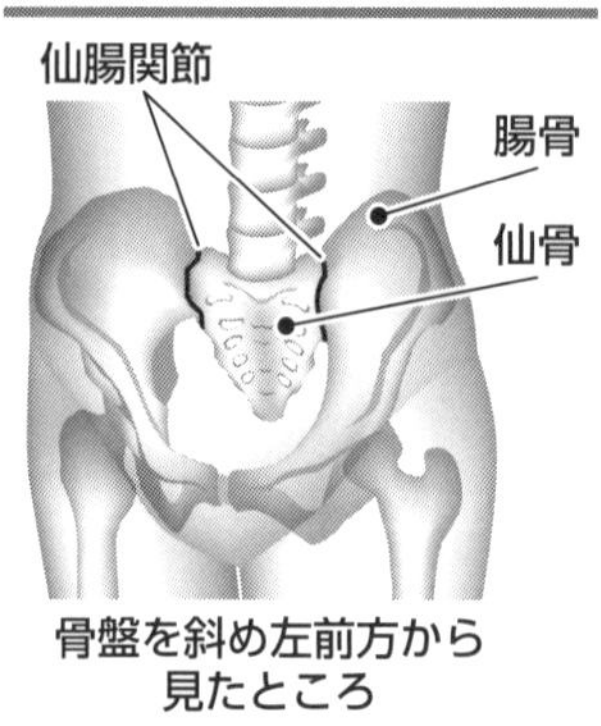

骨盤を斜め左前方から
見たところ

急に強い痛みが起こった場合は専門医を受診すべきですが、比較的軽い痛みであれば、**「仙腸関節矯正《きょうせい》おじぎ」**をすれば、仙腸関節のズレを正して、和らげることができます（左図参照）。最初はA・B・Cの3種類のおじぎを試してみて、最も痛みが小さくなったものが、自分のタイプに合ったおじぎです。（金岡恒治）

仙腸関節矯正おじぎ

いずれも、ゆっくりと10秒くらいかけて行う
背すじを伸ばし、6回くり返す

❶**痛む側の腰骨**（腸骨）を手でつかんで立つ。
（**Cタイプは両手を腰に**当てて立つ）

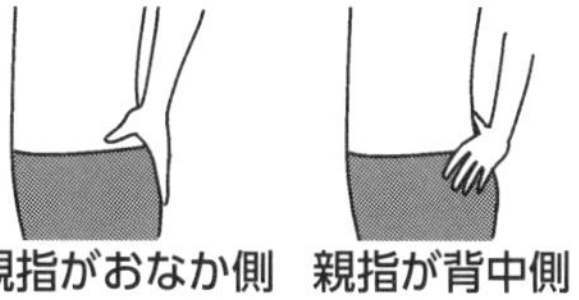

腰に手を当て、腸骨をつかむようにする。親指がおなか側でも背中側でも、やりやすいほうでいい。

❷腰骨（腸骨）に、次のA・B・Cの**各タイプに応じた力をかけながら**、自然な呼吸で5秒かけてゆっくりと45度のおじぎをし、5秒かけてゆっくりともとに戻る。これを6回くり返す。

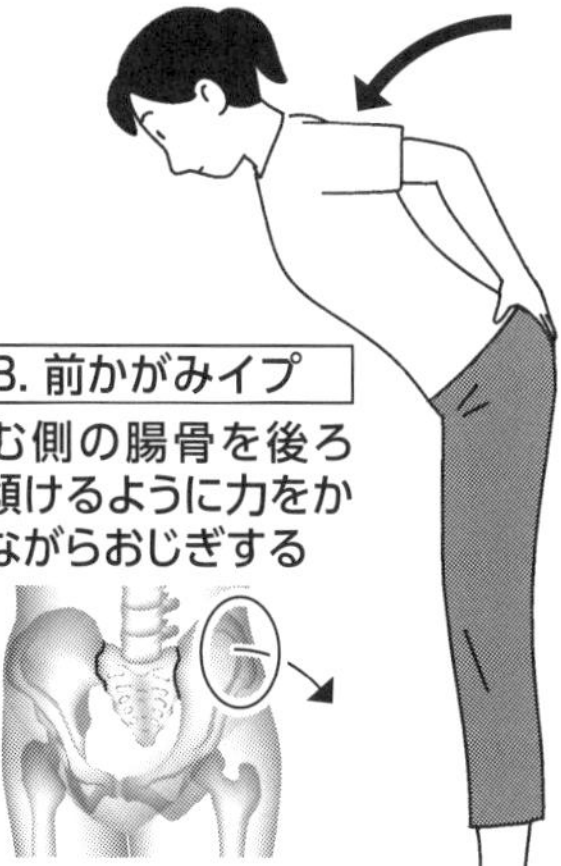

A. 反り腰タイプ

痛む側の腸骨を前に傾けるように力をかけながらおじぎする

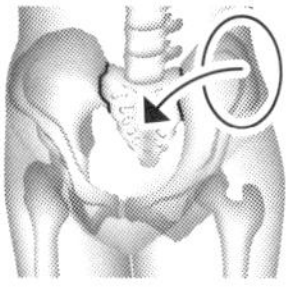

B. 前かがみイプ

痛む側の腸骨を後ろに傾けるように力をかけながらおじぎする

C. 不安定タイプ

腸骨を両側から押し込むように力をかけながらおじぎする

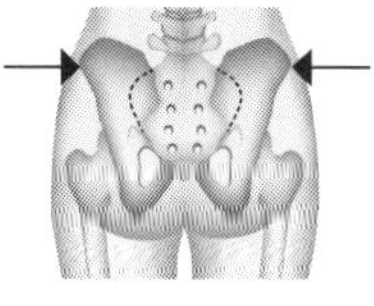

おじぎを
6回くり返して
1セット。
1日2セットを
目安に行う。

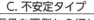

Q 88

仙腸関節への負担で起こる坐骨神経痛を防ぐ方法はありますか？

仙腸関節に負担がかかりやすい場面

- **階段を上る**　片足を上げて体重を乗せるさい、仙腸関節に力がかかってずれる。
- **横方向の動きをくり返す**　スポーツや左側の荷物を右側へ移す作業などで、仙腸関節にゆがみが生じる。
- **ジャンプをくり返す**　スポーツや、上にある物を取ろうとしてくり返しジャンプすると、垂直方向の衝撃が伝わり、仙腸関節に負荷がかかる。
- **大またで歩く**　骨盤が左右交互に大きく前後に動くところに体重がかかり、仙腸関節がずれる。
- **靴下をはく**　足を引き寄せるさい股関節を大きく曲げるので、股関節が硬いと骨盤をゆがませる力が加わり、仙腸関節に負担がかかる。
- **しゃがんで作業する**　ガーデニング、風呂掃除、ぞうきんがけなど股関節を大きく曲げることで仙腸関節に負担がかかる。
- **ヨガやピラティス**　股関節のストレッチをするさい、腹横筋を働かせることができないと、骨盤がゆがんで痛みが生じる。
- **女性の生理時**　女性ホルモンの影響で骨盤が開いて仙腸関節がゆるみ、不安定になってズレが生じる。

日常生活で仙腸《せんちょう》関節に負担がかかりやすいのは、上の表に示したような場面です。

このような場面では仙腸関節に負担をかけない行動を心がけましょう。本章で紹介した体操で腹横《ふくおう》筋《きん》などの体幹深層筋（体の深いところにある筋肉）を鍛え、股《こ》関節を柔軟にすれば、痛みが起こる動作の前に筋肉を上手に使って骨盤を安定させることができ、予防効果が期待できます。（金岡恒治）

第9章

坐骨神経痛の非標準治療についての疑問5

Q89 整体やカイロプラクティックは試してみていいですか？

整体、カイロプラクティックとも、手技で骨格や関節、筋肉のゆがみなどを整える代替医療の一種です。整体に国家資格はありません。カイロプラクティックはアメリカなど海外の資格を取得した人もいますが、日本には国家資格はありません。

平成3年の厚生労働省通達では、腰椎椎間板《ようついついかんばん》ヘルニアや腰部脊柱管狭窄《せきちゅうかんきょうさく》症、骨粗鬆症《こつそしょうしょう》、側弯《そくわん》症、腰椎すべり症などと明確に診断されているものについては「カイロプラクティック療法の対象とすることは適当ではない」としています。手技により症状が悪化することがしばしばあるので、特に急性期にはおすすめできません。坐骨《ざこつ》神経痛の原因となる腰椎椎間板ヘルニアや腰部脊柱管狭窄症などの病状は、さまざまな要因で変化することがあり、医師でないと対応が難しいからです。

なお、手技を使うことから整体やカイロプラクティックと混同する人も多いですが、捻挫《ねんざ》や脱臼《だっきゅう》などの外傷を治療する**柔道整復師**や、リハビリテーションとして運動療法などにたずさわる**理学療法士**は、国家資格が必要な医療職です。

（久野木順一）

Q 90 鍼灸治療は受けたほうがいいですか？

東洋医学の理論に基づき、経穴《けいけつ》（ツボ）に鍼《はり》やお灸《きゅう》で刺激を与え、病気の治癒《ちゆ》をめざす手法です。ＷＨＯ（世界保健機関）は、鍼灸《しんきゅう》治療には、痛みを軽減したり、血流をよくしたり、自律神経（意志とは無関係に血管や内臓の働きを支配する神経）を調整したりする効果があると認めています。

民間療法の扱いですが、日本では鍼灸師（鍼師・灸師）には国家資格が必要です。鍼灸治療を試したい場合は、必ず有資格者の施術を受けましょう。

自分でツボを指圧したい場合は、図を参考にしてください。息を吐きながら指などでじんわりと押し、パッと離して息を吸うのがコツです。試してみて、症状が強まるようなら無理をせず中止してください。（久野木順一）

坐骨神経痛に効果が期待できるツボ

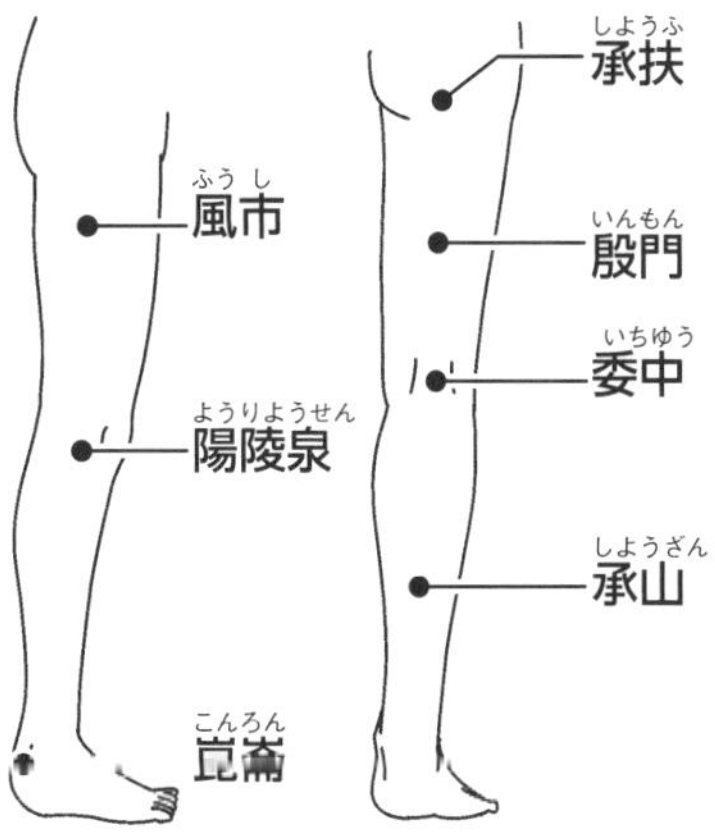

Q91 マッサージは効きますか？

坐骨《ざこつ》神経痛や腰痛が慢性化している人は、痛みによって筋肉がこり固まり、血流が悪くなっていることが少なくありません。適切なマッサージによって筋肉や筋膜（筋肉を包む薄い膜状の組織）がほぐれると、血流が改善され、症状の軽減につながります。ただ、効果は一時的です。

マッサージのしかたによっては、逆に症状が悪化する可能性もあります。腰などを強くもむことで筋肉にいわゆる「もみ返し」が起こり、ますます筋肉が硬くなって、症状が悪化する恐れもあります。骨や靱帯《じんたい》（骨と骨をつなぐ丈夫な線維組織）、軟骨などの組織がもろくなっている高齢者は、ちょっとした力をかけただけで圧迫骨折を起こしたり、腰椎《ようつい》（背骨の腰の部分）がずれたりする可能性がないとはいえません。

マッサージは、医師か「あん摩《ま》マッサージ指圧師」という国家資格を持つ者だけが行うことを認められている技術です。医師の指示がなくてもマッサージを受けることはできますが、有資格者かどうかをよく確認しましょう。マッサージによって症状が悪化した場合はすぐに中止して、医師の診察を受けてください。

（久野木順一）

Q92 漢方薬は何が効きますか？

漢方薬は、伝統医学である漢方医学に基づき、自然由来の生薬《しょうやく》（天然に存在する薬効を持つ動植物など）から構成される薬です。一般の整形外科でも、患者さんの希望や、アレルギーなどがあって一般の鎮痛薬を使用できない場合などに、保険を適用できる漢方薬を処方することがあります。

坐《ざ》骨《こつ》神経痛や腰痛に対して効果がある主な漢方薬には、**牛《ご》車《しゃ》腎《じん》気《き》丸《がん》**、**八《はち》味《み》地《じ》黄《おう》丸《がん》**、**疎《そ》経《けい》活《かっ》血《けつ》湯《とう》**、**当《とう》帰《き》四《し》逆《ぎゃく》加《か》呉《ご》茱《しゅ》萸《ゆ》生《しょう》姜《きょう》湯《とう》**、**芍《しゃく》薬《やく》甘《かん》草《ぞう》湯《とう》**などがあります。このほか、胃腸の不調や精神的なストレスなどが症状を引き起こしていると推測される場合は、それらを改善する効果のある漢方薬も用いられます。原因のよくわからない慢性腰痛や、腰部脊《せき》柱《ちゅう》管《かん》狭《きょう》窄《さく》症に対しては、血流を改善する効果のある漢方薬を用いることで、痛みやしびれの症状を緩和できることもあります。

なお、漢方薬は患者さんの体質や体力によって合うものと合わないものがあり、すべての人に効くわけではありません。効果が現れるまでに時間がかかることもあります。

（久野木順一）

Q93 坐骨神経痛に効くサプリメントはありますか？

腰痛や関節の痛みに対する効果をうたって、グルコサミンやコンドロイチンなどが配合されたサプリメントが、いろいろと市販されています。しかし、坐骨《ざこつ》神経痛や腰痛に効果があると医学的に認められているサプリメントはありません。

例えば、グルコサミンはアミノ酸の一種で、関節の軟骨を形作るために必要な成分ではありますが、これを服用することで坐骨神経痛や腰痛の症状を改善する効果があるかどうかはわかっていません。

コンドロイチンは腰痛や関節痛の薬にも含まれている成分です。ただ、サプリメントは医薬品とは含有量や溶けやすさなどの品質が異なることがあり、医薬品と同じように効くかどうかはわかりません。

不足する栄養を補うためにサプリメントを用いるのはいいですが、病院で処方される薬と同時に使用していると、含まれる成分によっては、思わぬ副作用が現れる可能性もないとはいえません。サプリメントを試してみたいときは、主治医に相談してからのほうが安心でしょう。

（久野木順一）

第10章

腰椎と別の部位で起こる坐骨神経痛についての疑問13

Q94 腰椎以外で坐骨神経痛が起こる部位はありますか？

腰椎《ようつい》（背骨の腰の部分）で神経に障害が起こる腰部脊柱管狭窄症《せきちゅうかんきょうさくしょう》や腰椎椎間板《ついかんばん》ヘルニア以外に、お尻《しり》や下肢《かし》で、坐骨《ざこつ》神経そのものが絞扼《こうやく》（締めつけ）されることから起こる坐骨神経痛も少なくありません。

坐骨神経は腰椎と仙骨（骨盤の中央にある骨）から出て太もも、ふくらはぎ、すね、足の甲、足裏、足指にまで至る長い神経で、途中で筋肉や骨、腱膜《けんまく》（筋肉を結合する膜組織）、靭帯《じんたい》（骨と骨をつなぐ丈夫な線維組織）など、さまざまな組織の間を通ります。神経がそれらの組織の間を通るさい、なんらかの原因で締めつけられて、痛みやしびれなどの坐骨神経痛の症状が現れることがあります。

このような症状を「絞扼性末梢《まっしょう》神経障害」といいます。代表的なものには、お尻の筋肉が原因となる「梨状筋症候群《りじょうきんしょうこうぐん》」、すねの神経が圧迫されて起こる「腓骨《ひこつ》神経障害」、足の内くるぶしの近くで神経が締めつけられる「足根管《そくこんかん》症候群」があります。いずれも神経の通り道が狭くなった部位で起こることが特徴です。

（金　景成）

Q95 「梨状筋症候群」とはどんな病気ですか？

お尻《しり》の深いところにある梨状筋《りじょうきん》という筋肉と、周辺の腱膜《けんまく》（筋肉を結合する膜組織）などが緊張して硬くなることが原因で起こる病気です。聞き慣れない名前かもしれませんが、梨状筋症候群が全腰痛に占める割合は5～6％といわれており、決して少なくない病気です。

症状は、まず、梨状筋がこわばることからくる筋肉痛があります。これはお尻の痛みとして現れます。さらに、梨状筋が硬くなると、近くを通る坐骨《ざこつ》神経が絞扼《こうやく》（締めつけ）されるため、お尻から太ももの裏側、ふくらはぎにも痛みやしびれなどの坐骨神経痛の症状が現れます。これらの症状は腰部脊柱管狭窄症《せきちゅうかんきょうさく》や腰椎椎間板《ようついついかんばん》ヘルニアなど、腰椎の病気から起こる症状によく似ており、また、ときにはこれら腰椎の病気と併発していることも少なくありません。

したがって、坐骨神経痛の原因が梨状筋にあるのか、腰部脊柱管狭窄症などの腰椎の病気にあるのか、あるいは両方なのかを、よく見極めて治療法を選択する必要があります。

（金　景成）

Q96 梨状筋症候群はどう見分けますか？

お尻《しり》には多くの筋肉がありますが、梨状筋《りじょうきん》はお尻の深いところにあって、仙骨（お尻中央の平らな骨）と、大転子《だいてんし》（大腿骨《だいたいこつ》の上部、一番外側の出っぱった部分）とを結ぶ筋肉です。お尻に痛みがある場合は、図を参考に、大転子から内側5センチあたりのお尻の部分を押して探してみます。ソーセージのようにコリコリとした感触があれば、梨状筋が硬くなっていることが確認でき、同時に坐骨《ざこつ》神経に沿って痛みが感じられる場合は、梨状筋症候群の疑いがあります。

また、梨状筋に局所麻酔薬のブロック注射をして、症状が軽快した場合も、梨状筋に原因があると診断することができます。

梨状筋症候群は筋肉に原因があるため、レントゲン（X線）、CT（コンピューター断層撮影）、MRI（磁気共鳴断層撮影）などの画像検査では診断することができません。

（金　景成）

梨状筋と坐骨神経

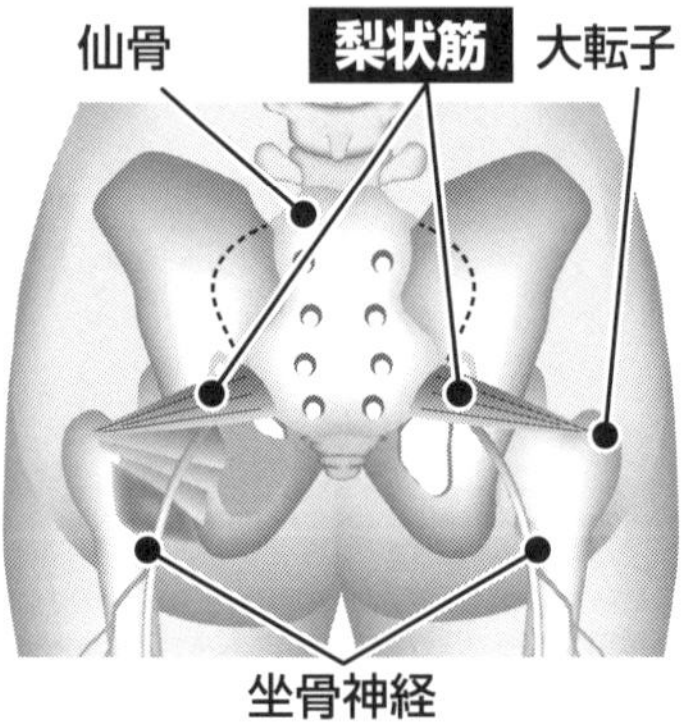

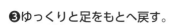

Q 97
梨状筋症候群は、自分で治せますか？

硬くなった梨状筋《りじょうきん》をゆっくりと伸ばしてほぐす「梨状筋ストレッチ」（次ページも参照）を行うといいでしょう。1日2回、根気よく2週間程度続けると、筋肉が柔軟になるにつれ痛みが軽くなってきます。お風呂上がりに行うと効果的です。

（金　景成）

寝て行う「梨状筋ストレッチ」

❶あおむけに寝て、両ひざを立て、左足を上にして足を組む。

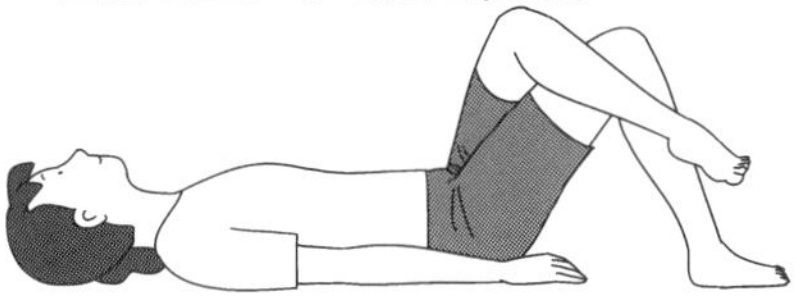

❷両手を組んで左ひざを抱え、自然に呼吸しながらゆっくりと右胸のほうへ引き寄せ、梨状筋を伸ばす。できるところまで引き寄せたら、20秒キープ。

頭・背中が床から離れないようにする

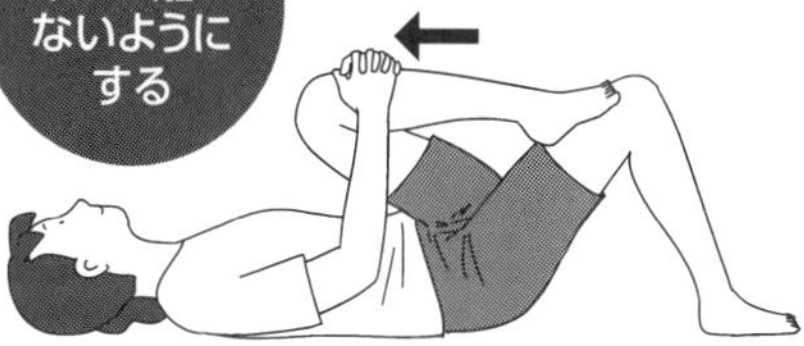

上から見たところ→

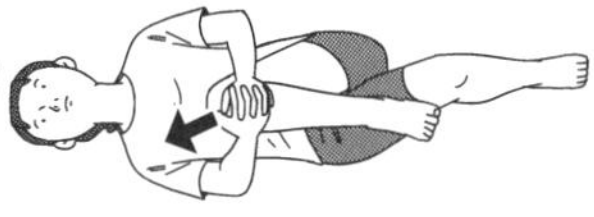

❸ゆっくりと足をもとへ戻す。

足を替えて反対側も同様に行う。

❶〜❸を3回行って1セットとする。1日2セットを目安に行う。

強い痛みを感じたら無理をせず、痛気持ちいい程度に留める

座って行う「梨状筋ストレッチ」

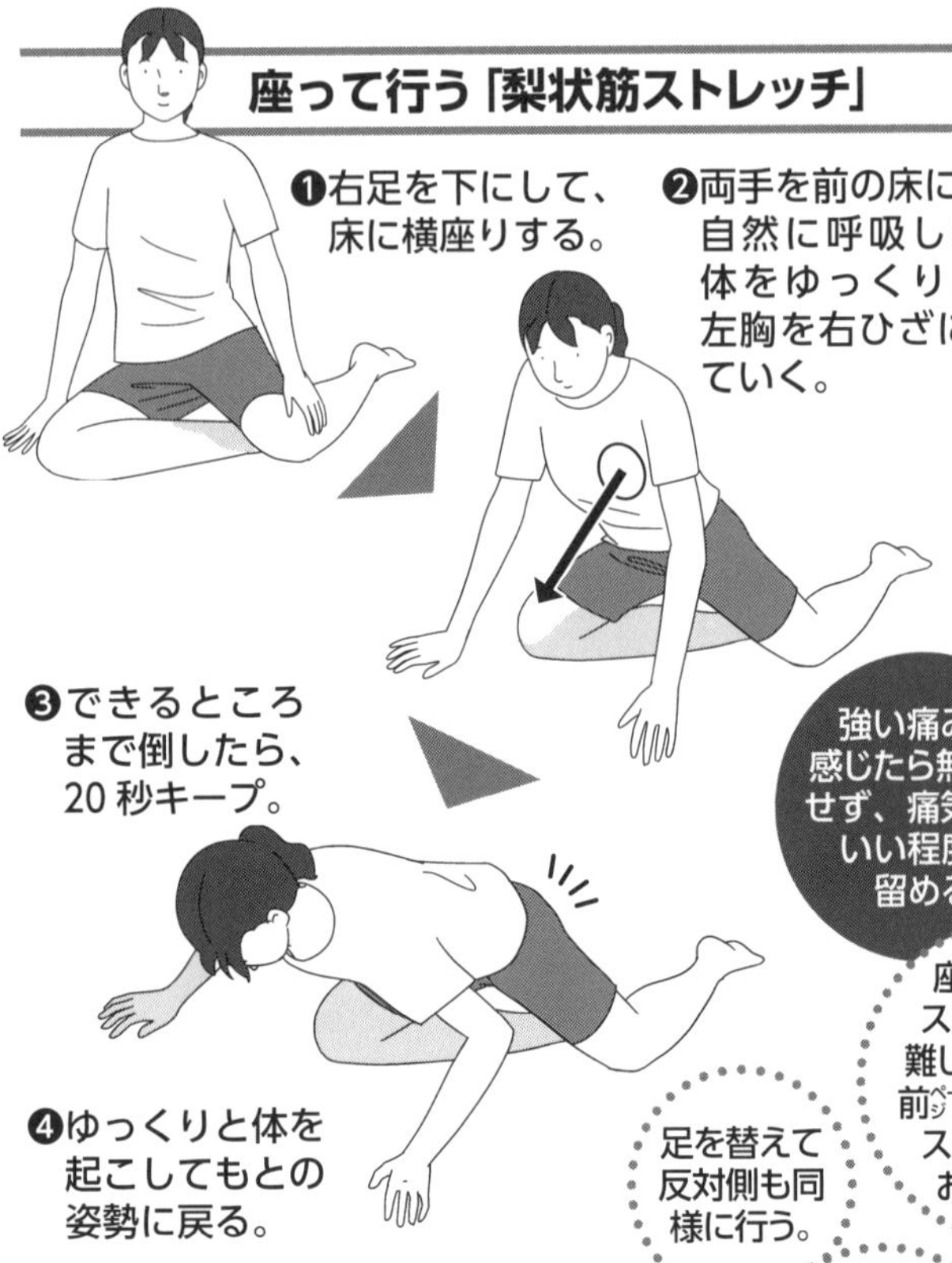

❶右足を下にして、床に横座りする。

❷両手を前の床について、自然に呼吸しながら、体をゆっくりと倒し、左胸を右ひざに近づけていく。

❸できるところまで倒したら、20 秒キープ。

❹ゆっくりと体を起こしてもとの姿勢に戻る。

強い痛みを感じたら無理をせず、痛気持ちいい程度に留める

座って行うストレッチが難しい場合は、前ページの寝て行うストレッチがおすすめ。

足を替えて反対側も同様に行う。

❷〜❹を3回行って1セットとする。1日2セットを目安に行う。

日常生活上の注意

日常生活では、なるべく梨状筋を圧迫しないようにすることが大切。

- 硬いイスに座るのをさける。座るさいは、タオルをたたんだものなどを痛む側のお尻の下に敷くといい。
- 車の運転時など、長時間座りつづけると症状の悪化を招くので、ときどき休憩を取って立ち上がること。

Q98 梨状筋症候群はどう治療しますか？

梨状筋症候群《りじょうきんしょうこうぐん》の治療は保存療法（手術以外の治療法）が基本です。消炎鎮痛薬の外用薬（貼《は》り薬、塗り薬）や内服薬を使用して痛みを和らげたうえで、ストレッチなどの運動療法を行います。ストレッチは梨状筋症候群に効果が高く、筋肉とその周辺の腱膜《けんまく》（筋肉を結合する膜組織）を軟らかくほぐすことで、多くの場合、症状が改善します。ただし、根気よく2週間程度は継続することが必要です。

運動療法では症状が改善しなかったり、痛みが強すぎてストレッチができなかったりする場合は、局所麻酔薬のブロック注射を行います。注意点として、梨状筋にブロック注射を行うと、麻酔の効果が坐骨《ざこつ》神経に及び、足がマヒして数時間程度歩けなくなることがあります。一時的なものですが、注射後30分くらいたってからマヒが起こることもあるので、注意が必要です。

ブロック注射をくり返し行っても効果が長続きしないようなケースでは、「梨状筋離断術」という手術が検討されることもあります。梨状筋を坐骨神経から切り離して痛みを除く手術ですが、手術に至るほどの重症例は少数です。

（金　景成）

Q 99 ひざ下の外側から足の甲に痛みやしびれが起こる「腓骨神経障害」は、どんな病気ですか？

下肢《かし》の絞扼《こうやく》性末梢《まつしょう》神経障害（神経が締めつけられて起こる病気）の中で最も多いのが、総腓《ひ》骨《こつ》神経が締めつけられて起こる「腓骨神経障害」です。

総腓骨神経はひざから下のすねの外側・足の甲・足指の感覚と、足首・足指の運動機能を担う神経です。症状は神経に沿って現れ、総腓骨神経が通るすねの外側から足の甲、足指にかけてのしびれ・痛みとなります。

坐《ざ》骨《こつ》神経からひざの裏で分岐した総腓骨神経は、ひざの外側の骨が出っぱった部分（腓骨骨頭）を回り、長腓骨筋《ちょうひこつきん》という筋肉の中へもぐり込むように伸びていきます（次ページの図参照）。

総腓骨神経は腓骨骨頭の周辺で皮膚の下の浅いところを通過することから、外部からの圧迫の影響を受けやすい神経です。そのため、足を組んだり、きついストッキングをはいたりすることで圧迫され、腓骨神経障害を発症することがあります。足の骨折を固定するギプスをしたときも同様です。全身麻酔下の手術で長時間横向き姿勢を取った場合なども、体重がかかることで総腓骨神経が圧迫され、発症することもあります。総腓骨神経付近にできたガングリオン（中にゼリー状の物質がつまったコブ）や腫瘍《しゅよう》、捻挫《ねんざ》や骨折など外傷の腫《は》れによる神経の圧迫も原因となります。

また、総腓骨神経は長腓骨筋の中へ入り込むところの周囲で筋肉や靱《じん》帯《たい》（骨と骨をつなぐ丈夫な線維組織）の狭い間を通っているために絞扼（締めつけ）による障害が起こりやすく、腓骨神経障害は特発性（これといった原因がないこと）であることも少なくありません。

（森本大二郎）

総腓骨神経

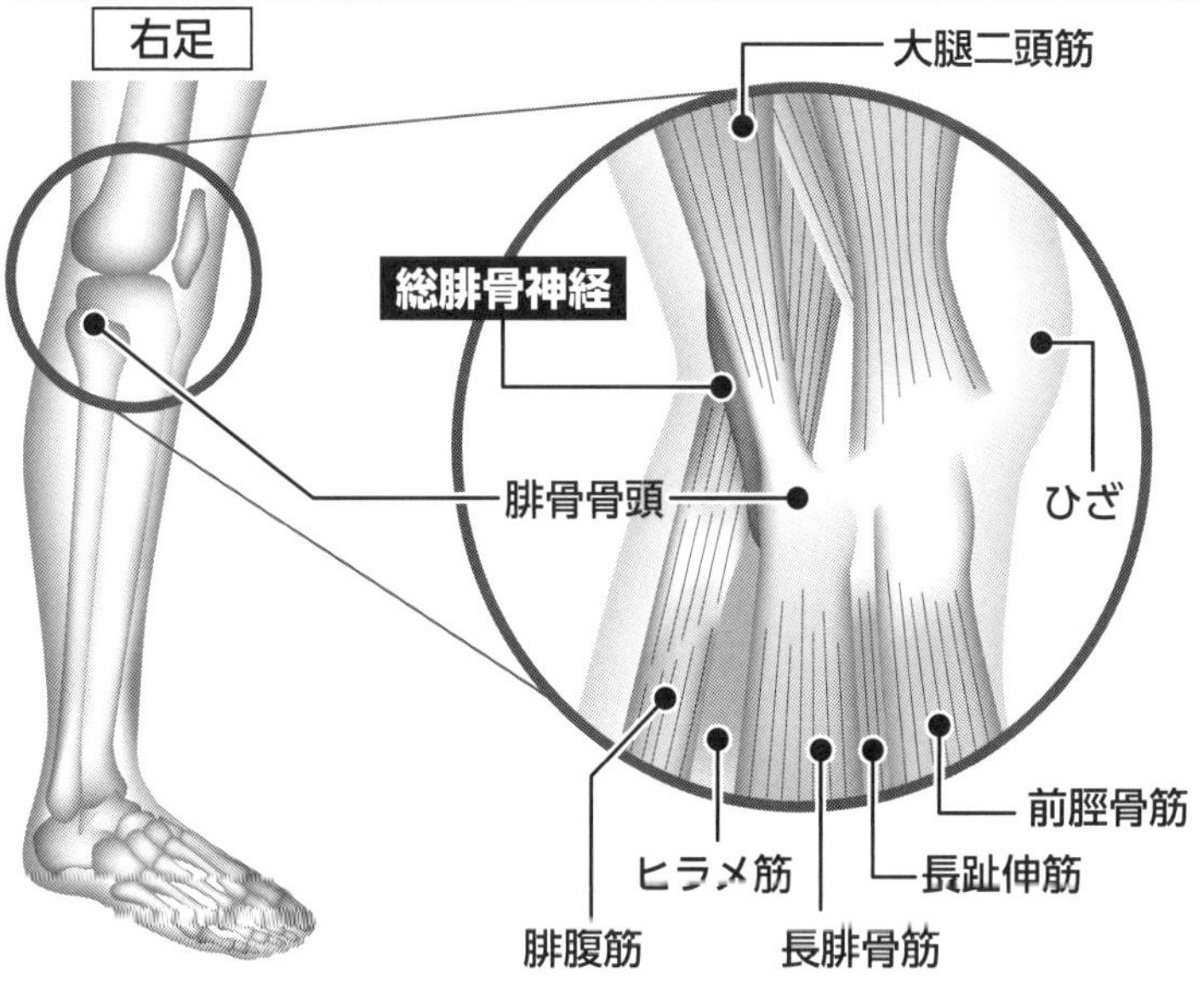

（寺尾亨・金景成編『手足のしびれ・痛み診療』から引用改変）

Q 100 腓骨神経障害は、どう判別しますか？

まず、腓《ひ》骨《こつ》骨頭（前ページの図参照）の周囲を押したりたたいたりするテスト（チネルテスト）を行います。腓骨骨頭周辺への刺激で総腓骨神経の支配する範囲の痛みやしびれが強まれば、腓骨神経障害の疑いがあります。

腫瘍《しゅよう》や骨折などが原因なら、CT（コンピュータ断層撮影）、MRI（磁気共鳴断層撮影）、超音波（エコー）検査、レントゲン（X線）検査で診断可能ですが、それ以外は画像のみでは診断できません。マヒなど強い症状がなく、歩くと痛みが出るような場合は、安静にして行う電気生理学検査*などでも診断できないことは少なくありません。

そのようなケースでは、足を伸ばして座り、足首を伸ばしたり戻したりをくり返す「足関節連続底屈テスト」が有効です。このテストで、すねの外側から足の甲にかけて症状が現れた場合、腓骨神経障害が強く疑われます。

（森本大二郎）

足関節連続底屈テスト

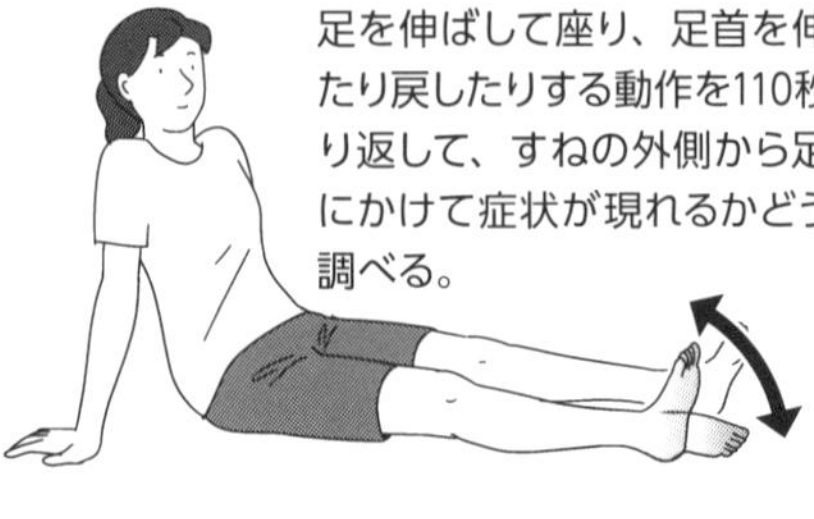

足を伸ばして座り、足首を伸ばしたり戻したりする動作を110秒間くり返して、すねの外側から足の甲にかけて症状が現れるかどうかを調べる。

＊体に電極を取りつけ、神経に電気刺激を与えて、症状のもとになる部位を調べる検査。

Q101 腓骨神経障害は、どう治療しますか？

腓骨《ひこつ》神経障害の治療は、保存療法が基本となります。まずは消炎鎮痛薬などの薬を内服し、症状のある部位を強く動かさないように安静を保ち、痛みやしびれの軽減を図ります。外部からの圧迫が原因とわかっている場合は、日常生活の見直しも必要です。足を組むクセがあったり、締めつけの強いハイソックスやストッキングを日常的に着用していたりすると、症状を悪化させる恐れがあるからです。

これらの保存療法を行っても症状に改善が見られず、強い痛みなどが続いて生活に支障がある場合は、手術が検討されます。

手術にはいろいろな方法がありますが、「神経剥離《はくり》術」という手術が一般的です。総腓骨神経を圧迫している周囲の組織を神経から切り離すことで神経を解放し、症状を軽減する方法です。

手術は局所麻酔で行われ、患部を数𝄂《チセン》程度切開して行います。切開部も小さく、体に負担の少ない方法です。医療機関にもよりますが、術後の経過観察のため、多くは数日の入院となります。

（森本大二郎）

Q 102 腓骨神経障害を改善する体操はありますか？

すねの外側を伸ばす「長腓骨筋《ちょうひこつきん》のストレッチ」やひざ裏を伸ばす「ヒラメ筋ストレッチ」で筋肉や筋膜（筋肉や神経などを包む薄い膜状の組織）をほぐし、腓骨骨頭周辺の血流をよくすることで、腓骨神経障害の改善が期待できます。

（金 景成）

長腓骨筋のストレッチ

長腓骨筋や筋膜の緊張をほぐし、神経への締めつけを和らげる

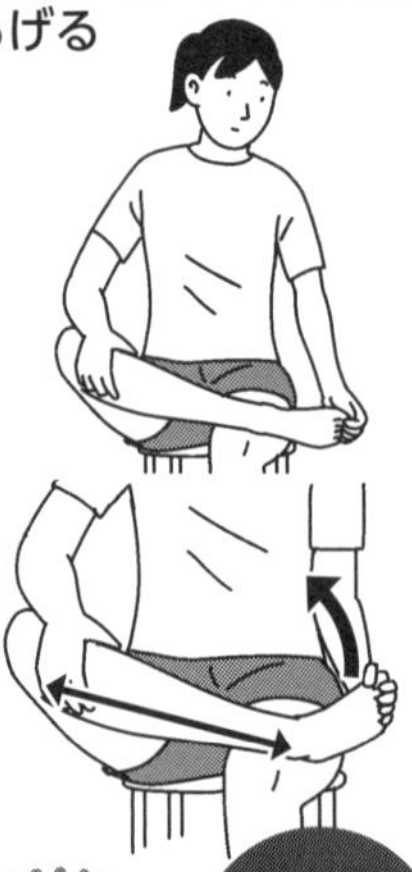

❶イスに腰かけ、右足首を左ももの上に乗せ、左手で足先をつかむ。右手でひざを軽く押さえる。

❷左手でゆっくりと足を手前に引く。長腓骨筋が気持ちよく伸びているのを感じながら、5秒キープ。

❸ゆっくりと❶の姿勢に戻る。左足も同様に行う。

❶～❸を5回くり返して1セット。1日2セットを目安に行う。

無理せずできるところまで

ヒラメ筋のストレッチ

ヒラメ筋や筋膜の緊張をほぐし、神経への締めつけを和らげる

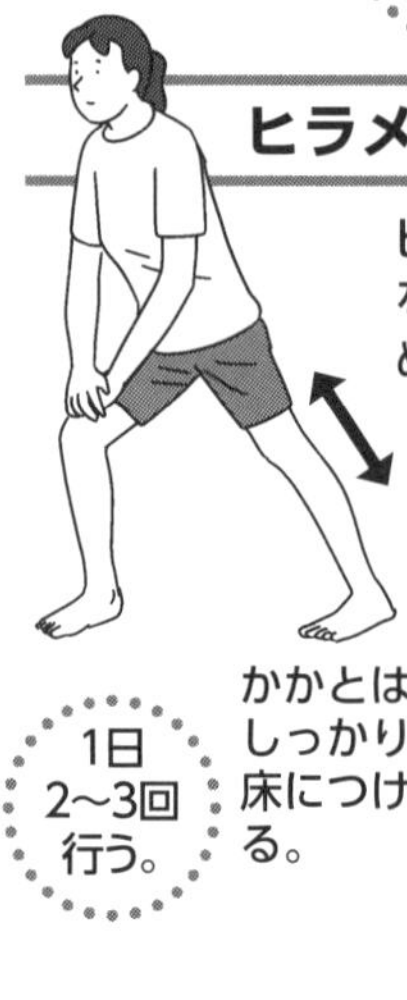

❶左足を後ろに大きく引く。

❷前足のひざに両手を乗せてゆっくりと重心を前へ移動させ、ひざ裏を 10 ～ 20 秒伸ばす。

❸右足も同様に行う

かかとはしっかり床につける。

1日2～3回行う。

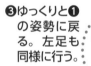

Q 103 足先から足裏がしびれる「足根管症候群」(脛骨神経障害)とは、どんな病気ですか?

かかとの骨と内くるぶしの骨は、屈筋支帯《くっきんしたい》という靭帯《じんたい》(骨と骨をつなぐ丈夫な線維組織)で結ばれています。靭帯とかかとの骨との間には「足根管《そくこんかん》」というすきまがあり、下肢《かし》から足裏へ続く脛骨《けいこつ》神経や血管が通るトンネルのようになっています。

足根管症候群は、坐骨《ざこつ》神経からふくらはぎを通って伸びてきた脛骨神経が、足根管の部分で締めつけられ、主に足裏前方や足指のしびれ、感覚異常(異物が貼《は》りついた感じがするなど)が起こる病気です。

脛骨神経はちょうど足根管のあたりで2つに分岐しますが、いずれもかかと以外の足裏へ伸びているため、足根管で締めつけられると、足裏の前のほうにしびれや痛み、足指の運動マヒといった症状が現れるのです。

(森本大二郎)

足根管

骨と靭帯の間でトンネルのようになっている。

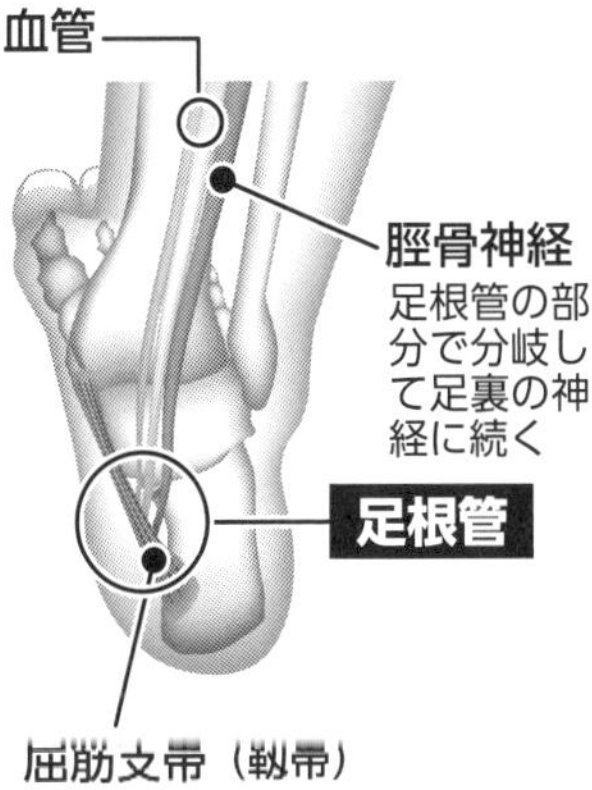

Q104 足根管症候群は、どう見分けますか？

骨折などの明らかな原因があれば、レントゲン（X線）、CT（コンピュータ断層撮影）、MRI（磁気共鳴断層撮影）、超音波（エコー）などの画像検査でわかりますが、これといった原因がない特発性の場合は、画像だけでは診断できません。電気生理検査*でも、足根管《そくこんかん》症候群の場合は偽陽性・偽陰性が現れることがあり、これだけで診断を確定することは困難です。

そこで、まずは患者さんを医師が直接診察し、しびれや痛み、足指の運動マヒの範囲を見たり、チネルテスト（足根管の部分を押したりたたいたりするテスト）で脛骨《けいこつ》神経の支配領域に症状が現れるかどうかを確認したりします。そのうえで、画像検査や電気生理検査を行って、結果を総合的に診断することになります。

足根管症候群は、立ったり歩いたりすると症状が悪化することが多く、同様の症状が起こる腰部脊柱管狭窄《せきちゅうかんきょうさく》症と間違われやすい病気です。腰部脊柱管狭窄症で手術をしたのに足裏に痛みやしびれなどの症状が残り、しばらくしても改善しない場合は、足根管症候群を合併していないか、よく確認する必要があります。

（森本大二郎）

＊ 体に電極を取りつけ、神経に電気刺激を与えて、症状のもとになる部位を調べる検査。

Q105 足根管症候群は、どう治療しますか？

まずは薬物療法として消炎鎮痛薬などを内服し、症状の軽減を図ります。足根管《そくこんかん》症候群は扁平《へんぺい》足に合併することがあり、扁平足による足の変形や歩き方の偏りが原因と思われる場合は、装具療法として足底挿板《そくていそうばん》（インソール）を用いることもあります。

足根管症候群は、これらの保存療法でいったんは症状が軽快した後、再発することも少なくありません。しかし、足根管症候群と診断できていれば、保存療法を根気よく続け、症状を改善していくことは可能です。

保存療法だけでは症状が軽快せず、日常生活に支障をきたす場合は、手術が検討されます。手術は、術後の経過観察も含めて数日の入院で、局所麻酔で患部を数㌢切開して行います。

神経を圧迫しているガングリオン（中にゼリー状の物質がつまったコブ）などがあれば、それを取り除く手術をします。そういった病変がなければ、神経を締めつけている屈筋支帯《くっきんしたい》（167㌻の図参照）など、周囲の組織を神経から切り離すことで締めつけを解消し、痛みを軽減する「神経剥離《はくり》術」を行います。

（森本大二郎）

Q106 足根管症候群を改善する体操はありますか？

足裏の筋力不足でアーチ（土踏まず）がくずれると足部が内側に傾き、足根管《そくこんかん》が狭まって神経を圧迫してしまいます。「タオル寄せ」で足裏と足指の筋肉を鍛えましょう。「足首回し」で足首を柔軟にすると、さらに症状の緩和が望めます。（金　景成）

タオル寄せ

足裏と足指の筋肉を鍛える

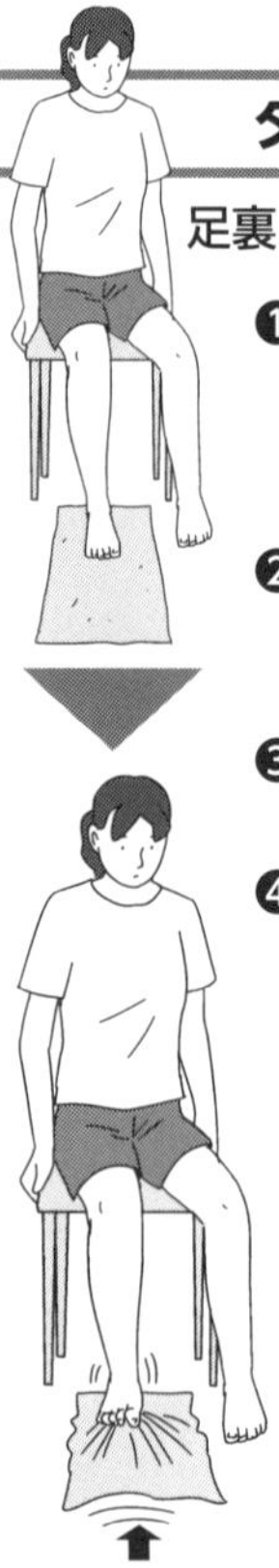

❶足裏全体が床につく程度の高さのイスに座る。広げたタオルを縦に置き、右足を乗せる。
❷かかとをつけたまま、足指でタオルを自分のほうへたぐり寄せる。
❸端までたぐり寄せたら5秒休む。
❹左足も同様に行う。

痛みを感じたら無理をしない

❷〜❸を左右3回ずつくり返して1セット。1日2セットを目安に行う。

足首回し

痛みを感じたら無理をしない

足首を柔軟にする

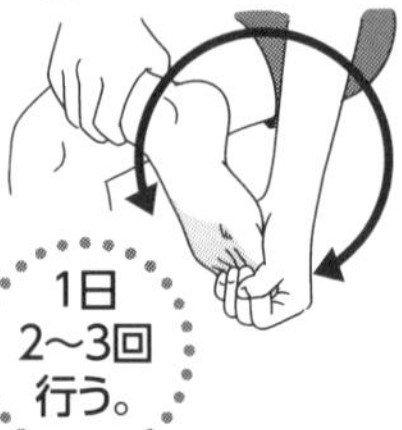

❶イスに座り、右足の足首を左太ももに乗せる。
❷右手で足首、左手で足先を持ち、足首を5回、大きく回す。
❸左足も同様に行う。

1日2〜3回行う。

第11章

坐骨神経痛の手術についての疑問14

Q107 手術を受けるべきタイミングはいつですか？

坐骨《ざこつ》神経痛の手術を選択するときのタイミングは、主に次の3段階があります。

①本人の希望があれば手術を検討……保存療法を3～6ヵ月以上続けても改善が見られず、症状が悪化していくときは、患者さんと医師で相談のうえ手術を検討します。症状が強く仕事に差し支える、日常生活が不自由である、趣味など自分のしたいことができない、といった場合です。

②早めの手術を検討……10メートルも歩けないような重度の間欠性跛行《はこう》（こま切れにしか歩けなくなる症状）が見られたり、下肢《かし》の筋力低下、下垂足《かすいそく》といって足首から先がダランと垂れ下がってしまうマヒ症状が現れたりした場合です。

③早急に手術が必要……馬尾《ばび》（脊髄《せきずい》の下端の神経の束）が障害されて重度の馬尾症候群（54ページ参照）が現れているときは、緊急手術が必要です。放置すれば排尿・排便障害（尿意・便意があるのに排泄《はいせつ》できない状態）や下肢のマヒなどが回復せずに、後遺症として残る可能性が高くなります。

（西良浩一）

Q 108 手術前に何を確認すればいいですか？

医師から手術をすすめられたら、自分の病状はもちろん、手術により得られるメリットだけでなくデメリットについても、説明をよく聞いて理解しておく必要があります。手術は万能の治療法ではないため、考えられるリスクについてきちんと説明を受け、わからないことは質問して、不明点を残さないことです。特に脊椎《せきつい》手術の合併症には、マヒ、血腫《けつしゅ》*による悪化、感染など重篤なものもあり、一定の頻度で生じる可能性があります。合併症については確実に理解しておく必要があります。

上の表を参考に、確認したいことをメモしておき、納得するまで医師にたずねるようにしてください。医師の説明で不安が残るようであれば、セカンドオピニオンを求めてもいいでしょう。

（西良浩一）

手術前の確認事項（例）

- 自分の病状
- 手術による改善の見込み
- 手術を受けなかった場合の経過（保存療法での改善の可能性）
- 手術をしても完全には改善しない可能性のある症状
- 手術を受けた場合のリスク（合併症など）と、その頻度
- 手術の術式（手術方法）と、それを選択した理由
- ほかの術式の選択肢はあるか
- 入院期間の目安
- 入院前後の禁止事項

＊費用や入院時の準備品などは病院の事務・会計担当部門、看護師などに確認

＊内出血により組織内に血液がたまってコブのようになったもの

Q109 手術で坐骨神経痛やしびれは、どのくらいよくなりますか？

坐骨《ざこつ》神経痛の手術は、神経そのものを治療するのではありません。腰椎《ようつい》（背骨の腰の部分）で神経を圧迫している靱帯《じんたい》（骨と骨をつなぐ丈夫な線維組織）や骨、ヘルニアなどを取り除き、神経が本来の機能を発揮できる環境をつくるのが目的です。

したがって、神経そのものが重いダメージを受けていると、手術をしても思うように症状が取れないこともあります。一方、神経の障害がまだ浅ければ、神経損傷がスムーズに回復し、痛みやしびれなどの症状がよくなる可能性は大いにあります。

一般に、年齢が若いほど、また、発症から手術までの期間が短く、神経の圧迫が軽いほど、手術後の神経の回復は良好です。しかし、高齢で発症からの期間が長くても、手術によって下肢《かし》の痛みや間欠性跛行《はこう》（こま切れにしか歩けなくなる症状）が大幅に改善して、元気に歩けるようになる患者さんは少なくありません。

ただ、痛みに比べるとしびれは改善しにくい傾向があり、手術後も回復が遅かったり、長く残ったりする場合があります。

（西良浩一）

Q110 手術による合併症や後遺症は心配ないですか？

腰椎《ようつい》（背骨の腰の部分）に手を加える手術は危険なのでは、という不安を持つ人は少なくありません。確かに腰椎の骨や靭帯《じんたい》（骨と骨をつなぐ丈夫な線維組織）、椎間板《ついかんばん》（椎骨《ついこつ》と椎骨をつなぐ軟骨）などの組織の近くには重要な神経が通っており、坐骨《ざこつ》神経痛の手術には高度な技術が必要です。しかし現代では、内視鏡や顕微鏡など先進の機器を使って、明るく拡大された手術視野で安全性の高い手術が行われています。患者さんの体に負担が少なく、合併症や後遺症の心配は軽減しているといえるでしょう。

ただ、手術であるかぎりリスクを伴うことは否定できません。日本脊椎脊髄《せきついせきずい》病学会の報告では、２０１１年に行われた脊椎（背骨）の手術３万１３８０例における合併症は、神経合併症（術前にはなかった神経症状）１・４％、深部創感染（切開した部位の深部にある組織の感染症）１・１％などとなっています。多くの合併症は一時的で、適切な処置によって回復しますが、まれに合併症の症状が長く続いたり、後遺症として残ったりする可能性もあります。近年、手術の安全性は高まっていますが、こうしたリスクがあることもよく理解したうえで決断をすることが大切です。

（西良浩一）

Q111 手術を受ければスイスイ歩けるようになりますか？

坐骨神経痛《ざこつ》の原因の大半を占める腰部脊柱管狭窄症《せきちゅうかんきょうさく》や腰椎椎間板《ようついついかんばん》ヘルニアなど腰椎《ようつい》（背骨の腰の部分）の病気の手術では、多くの場合、腰や下肢《かし》の痛みは、手術によって劇的に軽快します。痛みが和らぐと同時に間欠性跛行《はこう》（こま切れにしか歩けなくなる症状）も改善し、歩く距離が格段に延びるケースがよく見られます。

ただ、手術前の症状が強く、あまり歩かなくなっていた人は、筋力・体力が低下し、手術後すぐにはスイスイとは歩けないかもしれません。そういう場合は、術後、歩行障害の原因になっていた症状が軽くなったら、運動療法によるリハビリテーションで、筋力・体力を取り戻す必要があります。

リハビリのプログラムは、病気や手術の種類、医療機関によって異なりますが、例えば、腰部脊柱管狭窄症の手術では、多くは手術の翌日から歩行器を使うなどして歩行訓練を始め、徐々にストレッチや下肢《かし》・体幹筋（胴体の筋肉）の筋力訓練へと進みます。退院後も外来でリハビリを行うことが推奨されます。

（西良浩一）

Q 112 手術を受けても足のしびれが取れません。なぜですか？

一般に、痛みや間欠性跛行《はこう》（こま切れにしか歩けなくなる症状）などの症状に比べて、手術後も残りやすい症状が「しびれ」です。

しびれが残りやすいのは、まず、**手術前に神経の障害がかなり進んでいた場合**です。手術によって神経を圧迫している原因を取り除いても、それまでの神経のダメージが大きいと、神経損傷が十分に回復しなかったり、回復するのに長い時間がかかったりするためと考えられます。

もう一つ考えられる理由は、**手術をした部位とは違うところに原因がある場合**です。*腰椎《ようつい》だけでなく頚椎《けいつい》・胸椎《きょうつい》（背骨の首・胸の部分）の病気を合併している可能性もあるため、術後も長期間しびれが続く場合は、頚椎・胸椎のＭＲＩ検査をするといいでしょう。また、特に高齢者では、末梢《まつしょう》動脈疾患《しっかん》（閉塞《へいそく》性動脈硬化症）や末梢神経障害（34ジペー参照）など、血管の病気や糖尿病などの生活習慣病が原因で症状が現れていることも少なくありません。このような場合は改めて検査が必要です。（西良浩一）

＊日本人には靭帯骨化症（背骨の中の靭帯が骨に変化する病気）が多い。これにより脊柱管内で脊髄が圧迫され、しびれが生じているケースが少なくない。

Q 113 手術後再発する可能性はどのくらいありますか？

腰部脊柱管狭窄《せきちゅうかんきょうさく》症の術後[*1]4～5年の経過を見ると、70～80％の患者さんで、良好な結果が得られていますが、長期的な経過については十分な調査・研究が少なく、はっきりとはわかっていません。

腰椎椎間板《ようついついかんばん》ヘルニアでヘルニアの摘出手術をした後の再手術率[*2]は、5年後で4～15％とされています。同じ場所でのヘルニアの再発率は1年で約1％、5年では約5％です。これは、椎間板の線維輪（髄核《ずいかく》の周囲にある線維組織）は20歳ころから老化が進んでおり、手術後も線維輪は完全に修復されないことが原因と考えられます。

このように、手術後に再発する可能性は全くないとはいえません。再発や再手術を防ぐには、手術後、日常の姿勢や動作などの生活習慣を見直し、腰椎に負担をかけないよう注意するとともに、運動療法も大切です。手術後の運動療法は、腰に負担をかけない体の使い方を身につけるのが目的です。胸椎《きょうつい》・胸郭を柔軟にし、太もも前後をストレッチすることで骨盤の動きをよくして、腰以外の場所が十分動かせるようにします。また、腰を安定させるために体幹筋（胴体の筋肉）を鍛えます。

（西良浩一）

＊1『腰部脊柱管狭窄症診療ガイドライン2011』 ＊2『腰椎椎間板ヘルニア診療ガイドライン改訂第2版』（1・2ともに日本整形外科学会・日本脊椎脊髄病学会監修）

Q114 腰部脊柱管狭窄症ではどんな手術を行いますか？

腰部脊柱管狭窄症《せきちゆうかんきようさく》の手術は、大きく分けて2種類あります。1つは、狭窄した脊柱管を手術によって広げて神経への締めつけを取り除く「除圧術」、もう1つは、主に腰椎《ようつい》（背骨の腰の部分）が不安定な患者さんに行われる手術で、除圧術を行った後にボルトなどで腰椎を固定する「固定術」です。

どちらを行うかは、重症度や年齢のほか、患者さん本人の希望なども慎重に検討して決めることになります。

①除圧術……除圧術にはさまざまな術式（手術の方法）があります。大きく分けると、腰部の皮膚を切開し、手術部位を肉眼や拡大鏡で目視しながら手術を行う「通常法」、医療用顕微鏡で確認しながら行う「顕微鏡法」、小さな切開部から円筒形の器具を差し込み、そこから内視鏡を挿入して確認しながら行う「内視鏡補助MEL法」の3種類です。医師によって術式は異なりますが、最近は、切開部が小さく患者さんの体に負担の少ない低侵襲《しんしゆう》法がよく採用されています。神経への圧迫をきちんと取り除くことができれば、どの術式でも同じようにいい結果が得られます。

②固定術……除圧術のあと、スクリューなどで腰椎を固定する方法です。対象は腰椎が不安定になっているケースで、腰椎すべり症（椎骨《ついこつ》どうしが前後方向にずれる病気）や変性側弯《そくわん》症（脊椎《せきつい》が左右に曲がったりねじれる病気）などが適応となります。固定した腰椎は動かなくなるため、そこで脊柱管が狭窄することはなくなりますが、固定した部位以外の脊椎（背骨）に負担がかかって障害が出てきます。そのため、基本的には、できるかぎり固定術をさける方針がとられます。（西良浩一）

脊柱管狭窄症の手術

除圧術

部分椎弓切除術（開窓術）・椎弓形成術

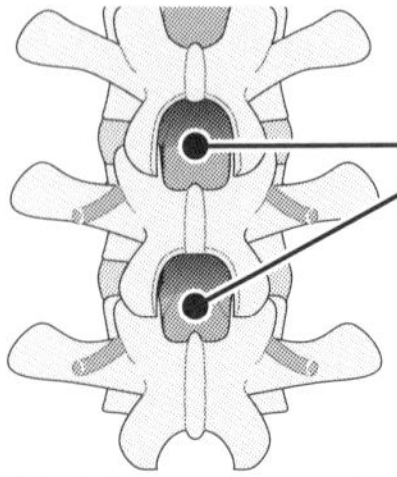
椎弓や靭帯の一部分を切除して、神経への圧迫を取り除く

（背中側から見た腰椎）

現在は、脊柱管狭窄の原因となっている椎弓のうち、神経を圧迫している骨と黄色靭帯を部分的に切除し、なるべく椎弓を残す方法がとられるのが一般的。

固定術

腰椎後方椎体間固定術（PLIF）

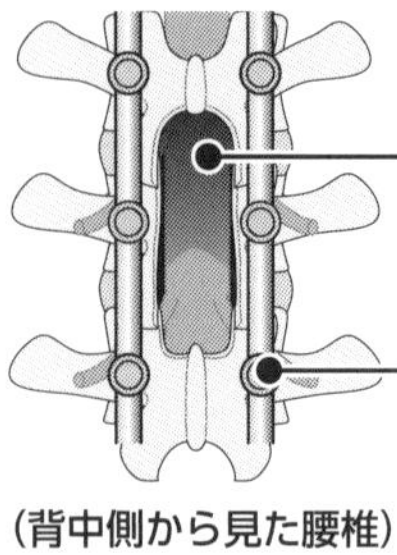
椎弓を切除して圧迫を取り除く
金属製のスクリューで椎骨を固定する

（背中側から見た腰椎）

狭窄が複数ヵ所ある場合、腰椎すべり症、側弯症、加齢などで椎間関節が変形して背骨が不安定な場合は、除圧術で神経への圧迫を取り除いたあと、金属製（チタンなど）のスクリューで椎骨と椎骨を留めて固定する。

Q 115 腰部脊柱管狭窄症の手術の最新の術式について教えてください。

私が開発した新しい内視鏡手術「全内視鏡下腹側《ふくそく》椎間《ついかん》関節切除術（ＦＥＶＦ）」は、背骨よりも外側のわき腹を小さく切開して、直径約8ミリの細い管を斜め後方から患部に差し込み、小型の器具で神経を圧迫している骨や靱帯《じんたい》を削り取っていく手術です。

ＦＥＶＦは切開部が小さいうえ、わき腹からのアプローチなので、神経を直接触ることがありません。そのため局所麻酔で手術でき、全身麻酔ができない人も手術が可能になるなど、数々のメリットがあります（次ページ参照）。

ただ、ＦＥＶＦは、現在主流の全身麻酔下で行う顕微内視鏡手術「内視鏡下椎弓《ついきゅう》切除術（ＭＥＬ）」よりも技術的に難易度が高いため、今のところ、この手術ができる医師は日本国内に数名しかいません。徳島大学以外では、松山市民病院・寺井《てらい》智也《ともや》先生、仙台西多賀病院・山屋《やまや》誠司《せいじ》先生、名古屋市立大学・八木《やぎ》清《きよし》先生、兵庫医科大学・木島《きしま》和也《かずや》先生にご相談ください。

（西良浩一）

新内視鏡手術（FEVF）の特徴

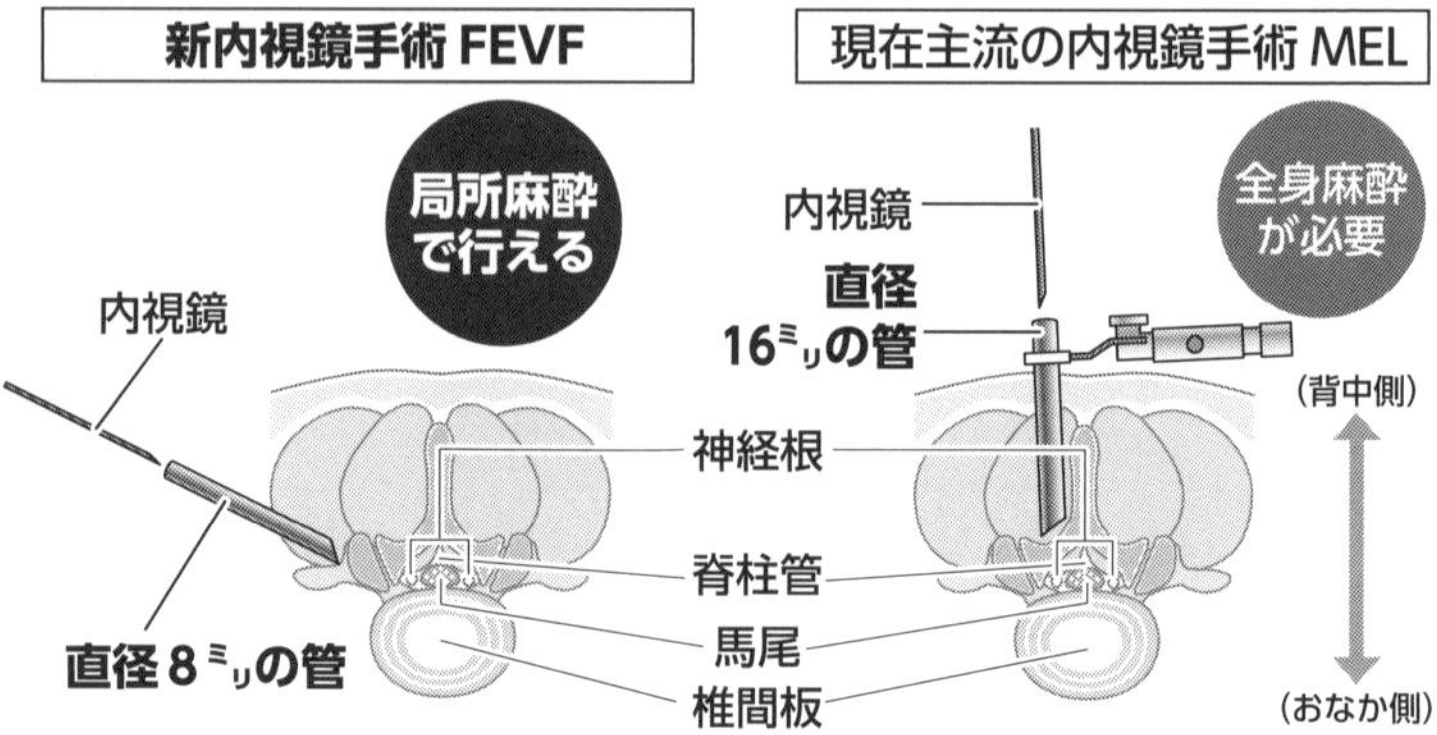

新内視鏡手術 FEVF のメリット

- 局所麻酔なので全身麻酔ができない人（高齢者など）も手術を受けられる
- 全身麻酔の影響による術後の合併症の危険が減る
- 傷口が小さいため体への負担が小さく、手術当日から歩くことができる
- 手術中も患者さんには意識があるため、神経を傷つけてしまう可能性が減る
- 手術中に呼吸を補助するための気管内挿管が不要
- 入院期間が短くてすむ（近隣の人は翌日退院可能。遠方でも4～5日で退院できる）

新内視鏡手術 FEVF のデメリット

- 高度な技術が必要で、熟練したごく一部の医師でないと手術が行えない
- 手術の適応が限られる
  - ・脊柱管の狭窄が神経の周囲だけの場合に限られる
  - ・神経根型は手術できるが、馬尾型は不可
- 1回に手術できるのは1つの椎間のみに限られる

Q 116

腰椎椎間板ヘルニアではどんな手術を行いますか？

従来から行われている手術は「ラブ法（椎間板《ついかんばん》切除術）」です。全身麻酔で腰部を4〜5センチ切開して腰椎《ようつい》（背骨の腰の部分）の椎弓《ついきゅう》（椎骨の背中側を構成する骨）の部を削り、医師が直視しながらヘルニアを切除します。直視ではなく顕微鏡を用いて行うものを「マイクロラブ法」といい、切開部は2〜3センチと、やや小さくなります。

近年は、内視鏡を用いる手術が増えてきています。全身麻酔で切開部から管を差し込み、そこへ内視鏡や手術器具を挿入してヘルニアを除去する方法です。切開部が小さいので患者さんの負担が少なく、入院期間も短くてすむメリットがあります。約2センチの切開で行う「顕微内視鏡下椎間板切除術（MED）」などがその例です。

近年、ヘルニコアという酵素を使った薬を椎間板内に注入し、ヘルニアを溶かす方法が認可されました。切開を伴う手術を回避できる方法で、いい臨床成績も報告されています。一方、下肢《かし》痛は取れても腰痛は残るとの報告もあり、あらゆるタイプの腰椎椎間板ヘルニアに適応できるわけではありません。

（西良浩一）

腰部椎間板ヘルニアの主な手術法

ラブ法（腰椎椎間板切除術）

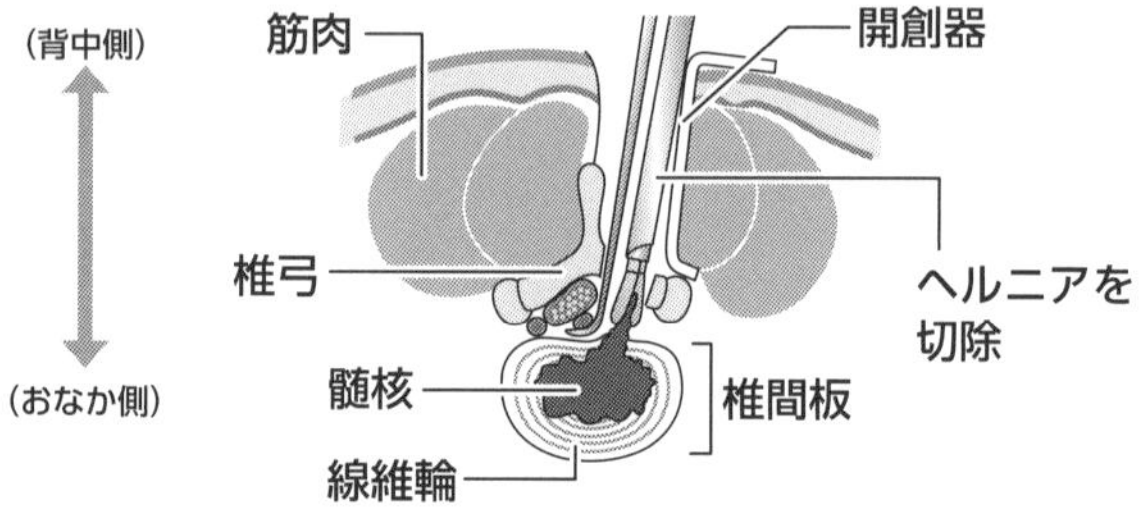

腰部を4〜5㌢ほど切開し、椎弓の一部を切除して穴をあけ、直接目で見ながらヘルニアを切除する。全身麻酔で行う。

顕微内視鏡下椎間板切除術（MED）

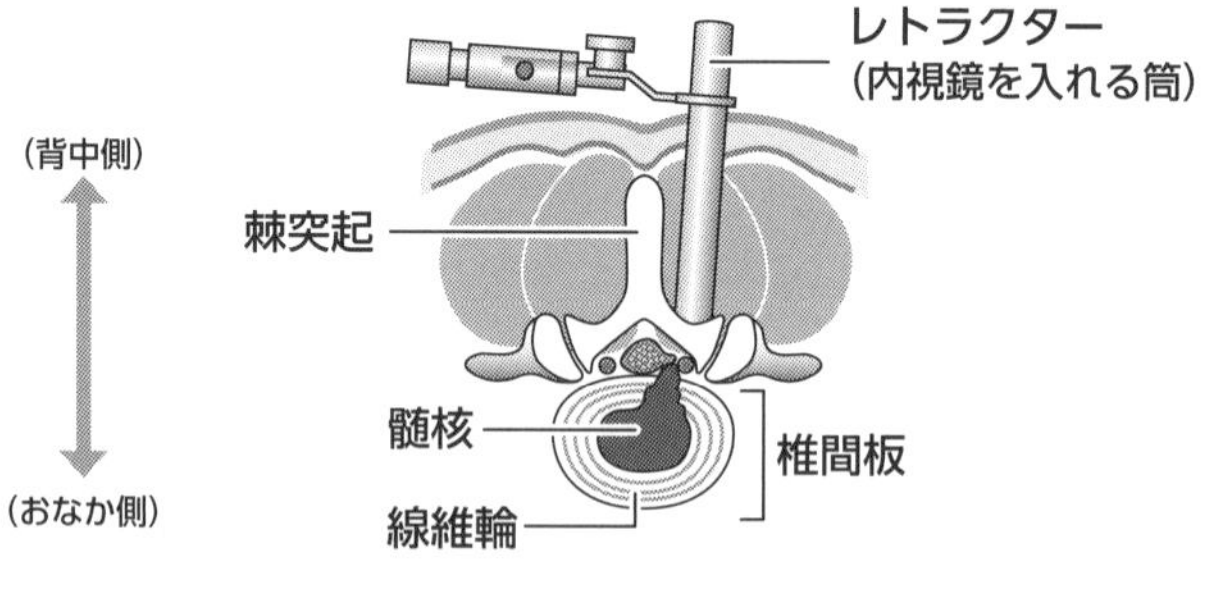

腰部を切開してあけた穴から直径2㌢弱の管を挿入し、そこから内視鏡を入れる。手術部位を鮮明に映し出したモニターを見ながら、ヘルニアを切除する。全身麻酔で行う。

Q 117 腰椎椎間板ヘルニアの手術の最新の術式について教えてください。

内視鏡を使って脊椎《せきつい》（背骨）の椎間板《ついかんばん》（椎骨《ついこつ》と椎骨をつなぐ軟骨）を手術する方法は、大きく分けて顕微内視鏡下椎間板切除術（MED）（前ページ参照）と全内視鏡下脊椎手術（FESS）*の2種類があります。

FESSは従来、経皮的内視鏡下椎間板摘出術（PEDまたはPELD）と呼ばれていた手術です。「経皮的」という言葉が、注射針で刺す程度の侵襲《しんしゅう》（体への負担）を示すものであるため、現在は呼称が改められ、全内視鏡脊椎手術（FESS）と呼ばれるようになっています。

MEDとFESSの最も大きな違いは、手術に使用する器具の太さです。MEDは直径16ミリであるのに対し、FESSは直径7ミリの器具を使用します。そのため、FESSのほうが切開部は6～8ミリと小さくてすみ、また、筋肉や骨などの組織を最小侵襲で手術をすることができます。

FESSのうち、腰椎《ようつい》椎間板ヘルニアに対して行われる手術を「全内視鏡下椎間板

＊FESS=Full Endoscopic Spine Surgery

摘出術（ＦＥＤ）」といいます。

ＭＥＤでは切開部が２㌢程度となるため、全身麻酔が必要で、１週間程度の入院となります。ところが、ＦＥＤの切開部はわずか６～８㍉で、局所麻酔による手術が可能なため、入院も１～２泊ですみます。

切開部がごく小さいので出血が少なく、止血は小さなカットバンを貼《は》るだけでよく、手術の１～２時間後には歩くことができます。デスクワーク程度の仕事なら、腰に負担をかけないよう注意すれば、１週間以内に復帰も可能です。

このように患者さんの負担が少なくメリットの多いＦＥＤですが、手術には高い技術が必要です。ＦＥＤでの手術を希望する場合は、日本ＰＥＤ研究会のホームページ（http://jped.kenkyuukai.jp/）で認定脊椎内視鏡下手術・技術認定医の在籍する医療機関を検索し、受診するといいでしょう。（西良浩一）

全内視鏡下椎間板摘出術（FED）

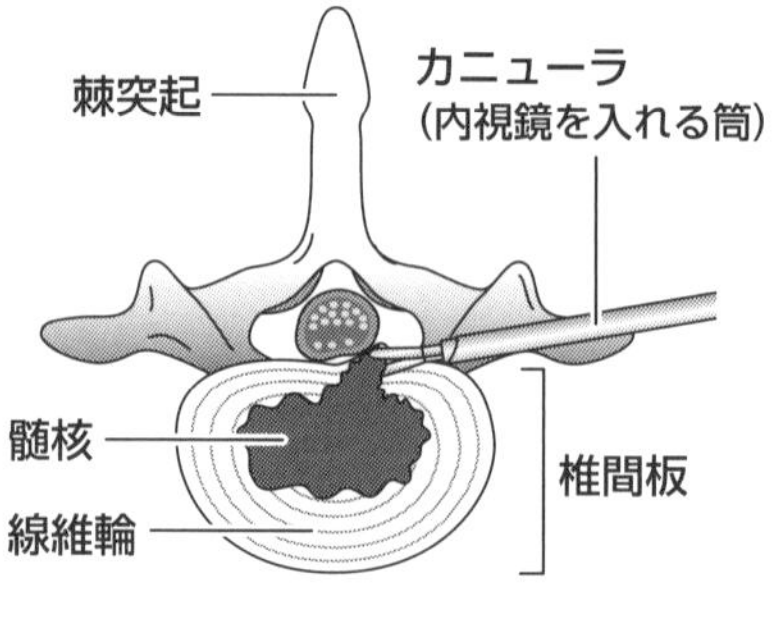

腰部を６～８㍉切開し、椎骨と椎骨の間にある椎間孔を利用して、内視鏡を挿入する。背骨を削らずにすみ、傷口が小さく止血が容易（小カットバンのみで可能）なため、局所麻酔による手術が可能。

Q 118

腰椎椎間板ヘルニアに体に低負担の新手術が登場したそうですが、どんな治療法ですか？

これまでの腰椎椎間板《ようついついかんばん》ヘルニアの治療は、鎮痛薬による薬物療法、ブロック療法などの保存療法が主で、保存療法で効果がない場合には、ヘルニアを手術で摘出するのが一般的でした。しかし、2018年からコンドリアーゼという酵素を使った薬（製品名はヘルニコア）が保険適用となったことで、腰椎椎間板ヘルニアの治療に、新しい選択肢が生まれました。コンドリアーゼには椎間板髄核《ずいかく》（椎間板内部にあるゼリー状の組織）の保水成分を分解する作用があります。これを椎間板内に注入して髄核のふくらみを小さくし、ヘルニアを縮小させる治療法で、「椎間板内酵素注入法（椎間板髄核融解術）」といいます。針を刺すだけなので、ヘルニア摘出手術のように皮膚を切開する必要がなく、患者さんの体に負担が少ないというメリットがあります。効果は良好で、慶應義塾大学病院では、有効率85・4％という実績があります。

具体的には、局所麻酔をしたうえで、レントゲンを照射しながら画像（X線透視画像）で正面と側面の2方向から位置を確認しながら、腰部から直接椎間板に針を刺して、コンドリアーゼを注入します。注入にかかる時間は15～30分程度で、術後3時間くらい安静にした後、歩行を始めます。医療機関により異なりますが、通常は1泊2日の入院での治療となります。ヘルニアが徐々に小さくなり、効果が自覚できるのは、薬を注入してから約2～4数週間後で、その後3ヵ月程度かけて痛みが改善していきます。

この治療法で生命にかかわるような副作用の報告はありませんが、心配される副作用には、薬剤によるアナフィラキシー（アレルギーの原因となる物質によって皮膚・呼吸器・消化器・循環器などに起こる過剰反応）があります。そのため、この治療法は生涯に1度しか受けることができません。実施できる医療機関も、日本脊椎脊髄《せきついせきずい》病学会または日本脊髄外科学会の指導医がいて、患者さんが万一アナフィラキシーでショック症状を起こしたさいにも緊急対応などが可能な施設に限定されています。指導医は両学会の＊ホームページで検索できますが、その医師が所属する医療機関が条件を満たす医療機関かどうか確認したほうがいいでしょう。

（渡辺航太）

椎間板内酵素注入法

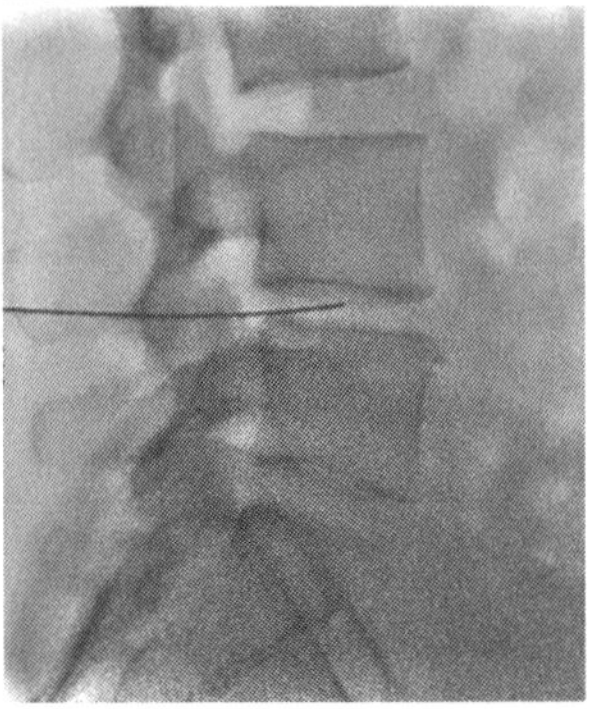

レントゲン（X線）で位置を確認しながら椎間板内に針を刺してコンドリアーゼを注入する

＊日本脊椎脊髄病学会 http://www.jssr.gr.jp/
日本脊髄外科学会 http://www.neurospine.jp/

Q 119 腰椎変性すべり症ではどんな手術を行いますか？

腰椎《ようつい》変性すべり症は、加齢に伴う椎間板《ついかんばん》のゆるみが原因で腰椎（背骨の腰の部分）の椎骨《ついこつ》どうしが前後方向にずれて脊柱管《せきちゅうかん》や椎間孔《ついかんこう》が狭まり、神経が圧迫されて腰痛や坐《ざ》骨《こつ》神経痛、間欠性跛《は》行《こう》（こま切れにしか歩けなくなる症状）などを引き起こす病気です。手術は、主に、腰部脊柱管狭窄症《せきちゅうかんきょうさく》と同様、締めつけられている神経の圧迫を取り除く「除圧術」が行われます。ただ、椎間板がゆるんで椎骨がずれている状態は、腰椎の不安定性が残り、神経の圧迫を取り除くだけでは、ぐらつく椎骨による腰痛が改善しないケースもあります。また、除圧手術後、すべりや不安定性が悪化する場合もあります。そこで、このような場合は、除圧術で神経の圧迫を取り除いたあとに、すべっている腰椎をチタン製のスクリューなどで固定する「腰椎後方椎体間固定術（PLIF）」（180㌻参照）などの「固定術」が行われます。

近年では、このほかにも固定術の新しい術式（手術の方法）が行われるようになっています。いずれも切開部が小さく、体に負担の少ない手術法です。

「低侵襲《しんしゅう》腰椎固定術（MIS－TLIF）」は、レントゲン（X線）で透視して確認しながら、腰部の小さな切開部から特殊な開創器《かいそうき》（手術部位の軟部組織を広げて固定する装置）を入れ、スクリューなどで腰椎を固定する方法です。近年はＦＥＳＳ（１８５ページ参照）を利用した、より体への負担が小さい手術（ＫＬＩＦ）も開発されています。

「側方経路腰椎椎体間固定術（ＯＬＩＦ／ＸＬＩＦ）」は、わき腹を小さく切開して手術器具を挿入し、腰椎を固定する手術法です。椎間板内に人工の骨やスペーサーなどを設置して椎骨の位置を正したあとスクリューなどで腰椎を固定します。わき腹からアプローチするため背中の筋肉や脊柱管を傷つけることがなく、背骨を削る必要がないというメリットがあります。一方、後方法*では生じない特有の合併症があります。例えば、臓器損傷（腸管損傷・尿管損傷・大血管損傷）です。命にかかわる可能性もあるため、十分なリスク説明を受けて手術を判断することが望ましいでしょう。

これら固定術では、椎間板にスペーサーを設置することで腰椎のねじれや曲がりを矯正できるため、変性側弯症《そくわんしょう》（脊椎が左右に曲がったりねじれる病気）にも適応します。

ただ、すべり症はすべてに固定術が必要というわけではありません。すべりが軽度の場合は、除圧術のみで症状改善が期待できます。主治医からすべり症の手術として固定術を提案された場合は、手術のメリットと合併症などのリスクについての説明を聞き、よく理解したうえで決定することが望ましいといえるでしょう。

（西良浩一）

＊体の背中側からアプローチする手術法

Q120 手術後、歩行や職場復帰はいつごろできますか？

患者さんの年齢や体力、病状、術式、また、医療機関によっても大きく変わります。以下は目安として参考にしてください。

●**全身麻酔の顕微内視鏡手術**（MEL＝179ページ、MED＝183ページ）……手術翌日から歩行可能です。入院は1週間程度で、退院後に入浴可能になります。デスクワークなどの軽作業であれば2～3週間、重労働は2ヵ月後から復帰できます。ゴルフなどの運動は3ヵ月後から可能です。

●**全身麻酔の腰椎《ようつい》固定術**（180ページ）……手術翌日には歩行可能で、*入院は3週間程度必要です。軽作業なら6週間、重労働は3～6ヵ月後から復帰できます。運動は骨癒合《ゆごう》（骨がくっつくこと）後が望ましいでしょう（目安は術後6～12ヵ月）。

●**局所麻酔・全内視鏡手術**（FED＝186ページ）……手術の2時間後には歩行でき、当日から食事・リハビリを開始します。入院は1～2泊程度で、退院後に入浴可能です。軽作業なら1週間程度で復帰できますが、再発を予防するため、重労働やスポーツは2ヵ月後からとします。

（西良浩一）

＊必要に応じてリハビリテーション専門病院に1ヵ月程度入院してリハビリを行う場合もある。

坐骨神経痛

腰と神経の名医が教える

最高の治し方大全

2021年5月18日　第1刷発行
2024年1月5日　第4刷発行

編集人　飯塚晃敏
シリーズ統括　石井弘行　飯塚晃敏
編集　わかさ出版
編集協力　酒井祐次　瀧原淳子（マナ・コムレード）
装丁　下村成子
イラスト　デザイン春秋会　前田達彦　マナ・コムレード
発行人　山本周嗣
発行所　株式会社文響社
〒105-0001　東京都港区虎ノ門2丁目2－5
共同通信会館9階
ホームページ　https://bunkyosha.com
お問い合わせ　info@bunkyosha.com
印刷・製本　中央精版印刷株式会社

ISBN 978-4-86651-373-7

本書は専門家の監修のもと安全性に配慮して編集していますが、本書の内容を実践して万が一体調が悪化する場合は、すぐに中止して医師にご相談ください。また、疾患の状態には個人差があり、本書の内容がすべての人に当てはまるわけではないことをご承知おきのうえご覧ください。